Let's ask
a doctor
mental
health
心のお医者さん
に聞いてみよう

認知症の人を理解したいと思ったとき読む本

正しい知識とやさしい寄り添い方

メモリーケアクリニック湘南院長・認知症専門医
内門大丈 監修

大和出版

はじめに

医療・介護の現場にいると、人は必ず歳を重ね、老いていくのだと実感します。私がみていた認知症の人の介護者が、数年後に認知症になり、そのお子さんたちとのつき合いが始まるケースも珍しくありません。若年性や脳腫瘍・頭部外傷などで若くして認知症になる人もいます。認知症は誰でもなる可能性があるということです。

本書は認知症の人の気持ちを知り、どう対応すべきかを家族向けに書いた本です。それだけにとどまらず対人関係を円滑にするヒントも含まれています。「認知症であろうがなかろうが、人としてどう接するか」が認知症の人とともに生きるのに欠かせない視点だからです。

認知症初期なら本人にも本書をすすめてください。認知症でもすべてわからなくなるわけではなく、人生は終わりません。今後どう生きるか考える一助になるかもしれません。また現在、認知症とは無縁の人たちも、いずれどこかの時点で認知症と関わるかもしれません。

Dementia Friendly Community（認知症にやさしいコミュニティー）とは、認知症の人も認知症でない人もお互いの違いを理解し、協力し、居心地のよい社会をつくること。多くの人に、本書が読まれることを願っています。

メモリーケアクリニック湘南　内門大丈

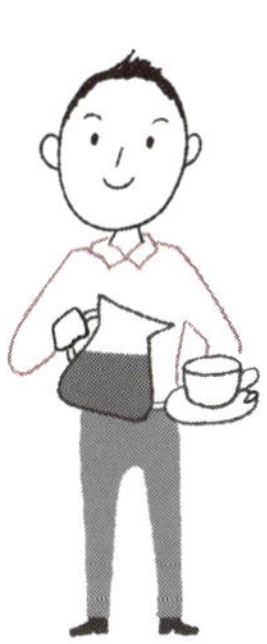

Part2

本人と家族の認識のズレを理解する……27

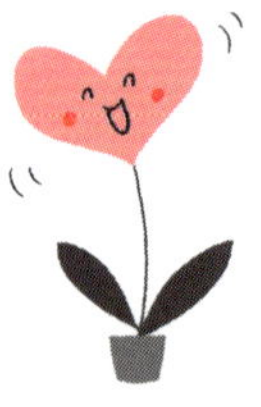

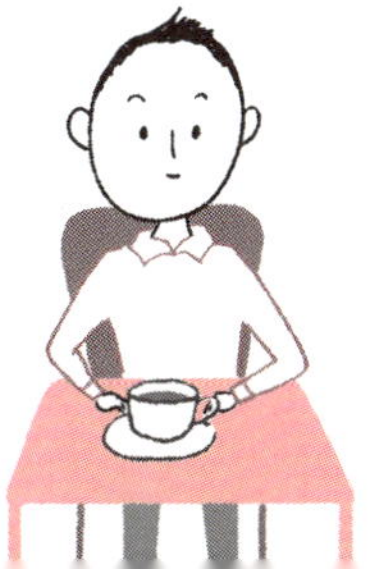

CONTENTS

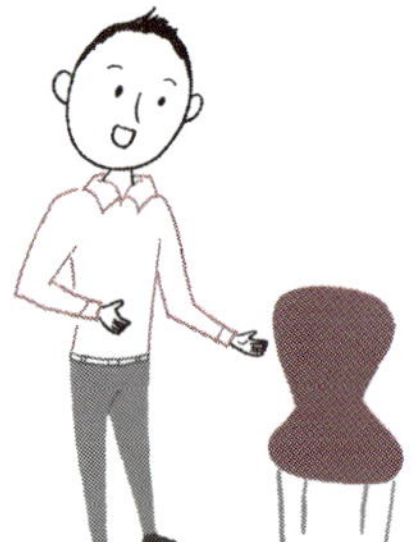

デザイン●酒井一恵
イラスト●やのひろこ

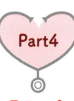

Part 1

本人の戸惑いや
いらだちを受け止める

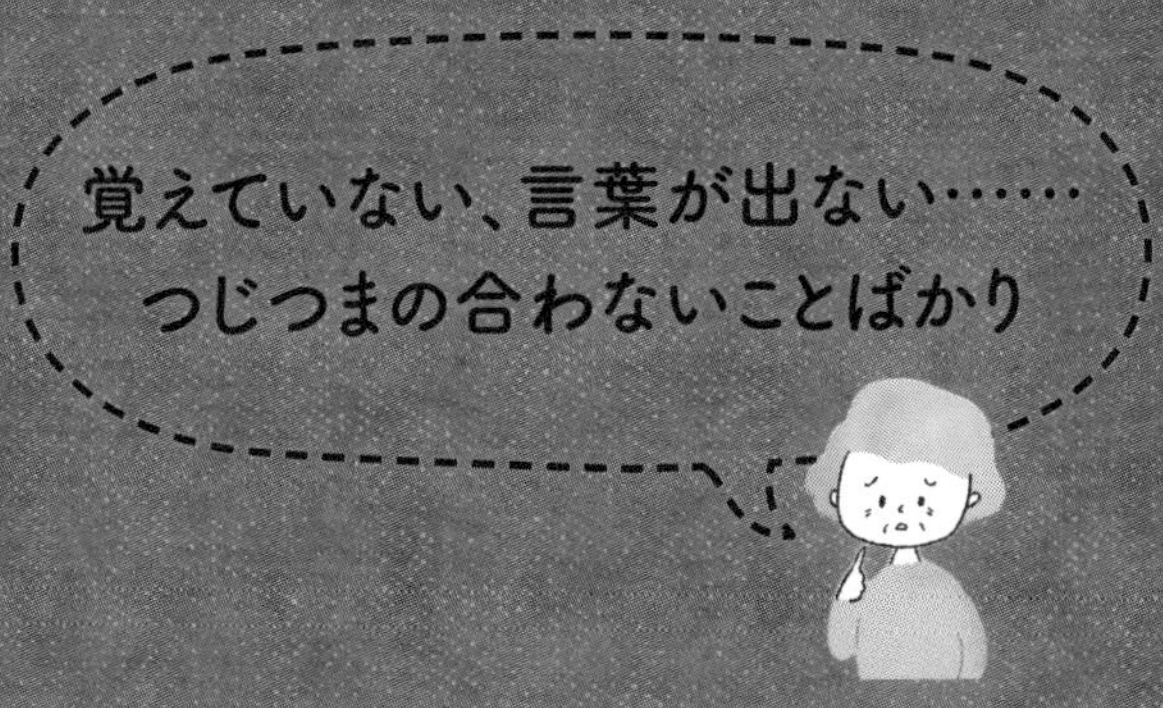
覚えていない、言葉が出ない……
つじつまの合わないことばかり

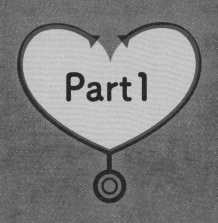

もの忘れを繰り返し、周囲の指摘で混乱・不安に陥ることも

自分のことがわからなくなる不安や恐怖

認知症の初期はもの忘れから始まります。いま話したことを覚えていなかったり、食事をしたことを忘れたり……。本人には自覚がないため、指摘されても混乱するばかり。自分に違和感を覚えたり、なにかがおかしい、と自分への疑いが生じたりすることも。自分が自分でなくなっていく不安や恐怖に抑うつ状態に陥る人もいます。

もの忘れが増える

初期に起こる記憶障害の代表的な症状がもの忘れ。探しもの、ガスの消し忘れなどが増えたりする。

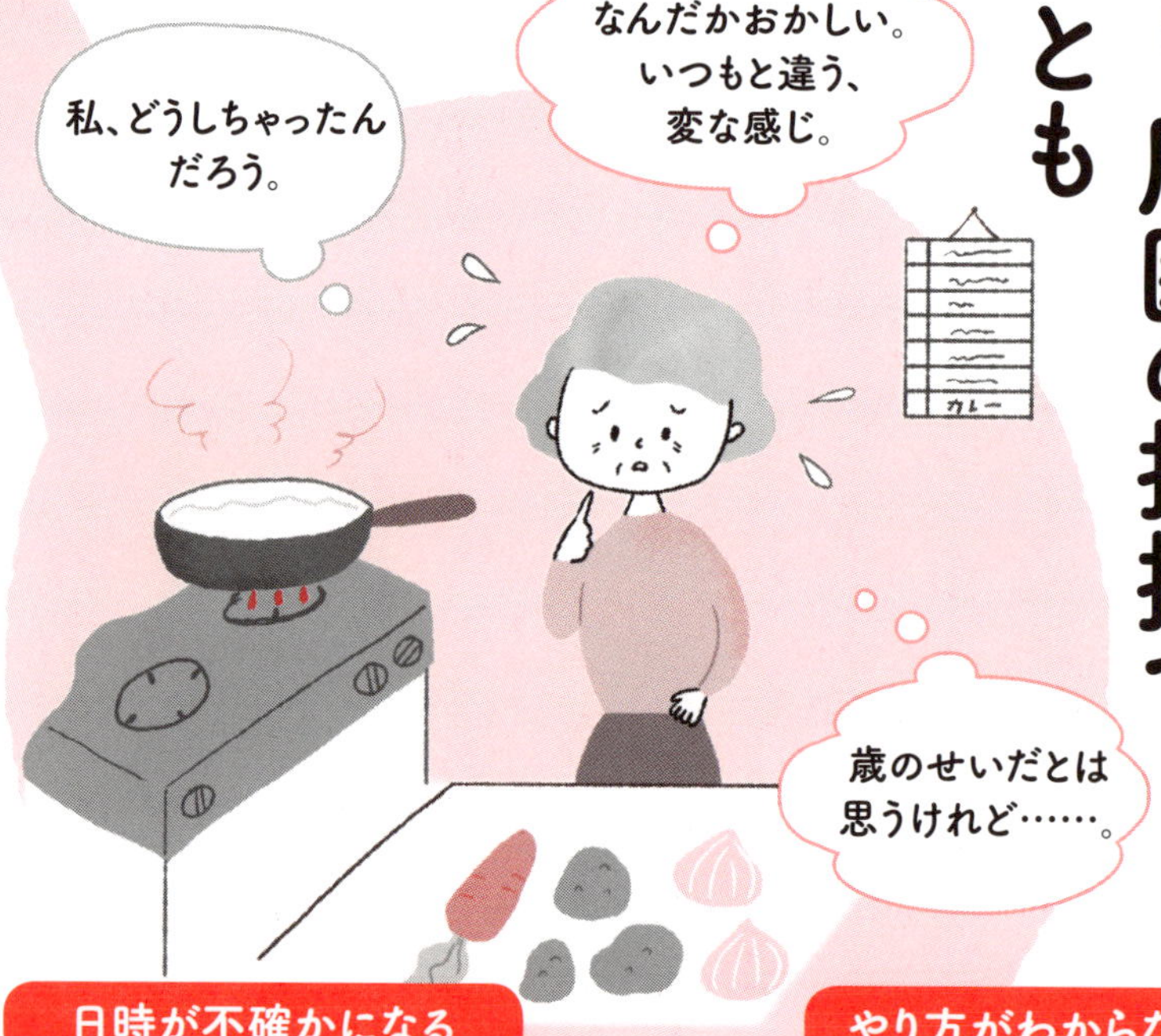
頭のなかがボーッとしている。
なんだかおかしい。いつもと違う、変な感じ。
私、どうしちゃったんだろう。
カレー
歳のせいだとは思うけれど……。

日時が不確かになる

何月何日なのか、朝昼晩のいつなのか、いまどこにいるのか、相手と自分との関係性がわからなくなることもある。

やり方がわからなくなる

作業手順、段取りがわからなくなる。リモコンが使えない、衣類の着脱にもたつく、調理を失敗するなど。

家族に何度も指摘される

本人には身に覚えがないこと、悪気があってやったわけではないことを、家族から指摘されたり、叱られたりするようになる。

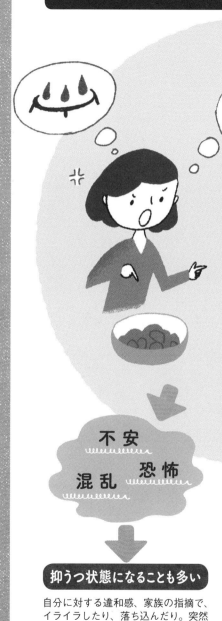

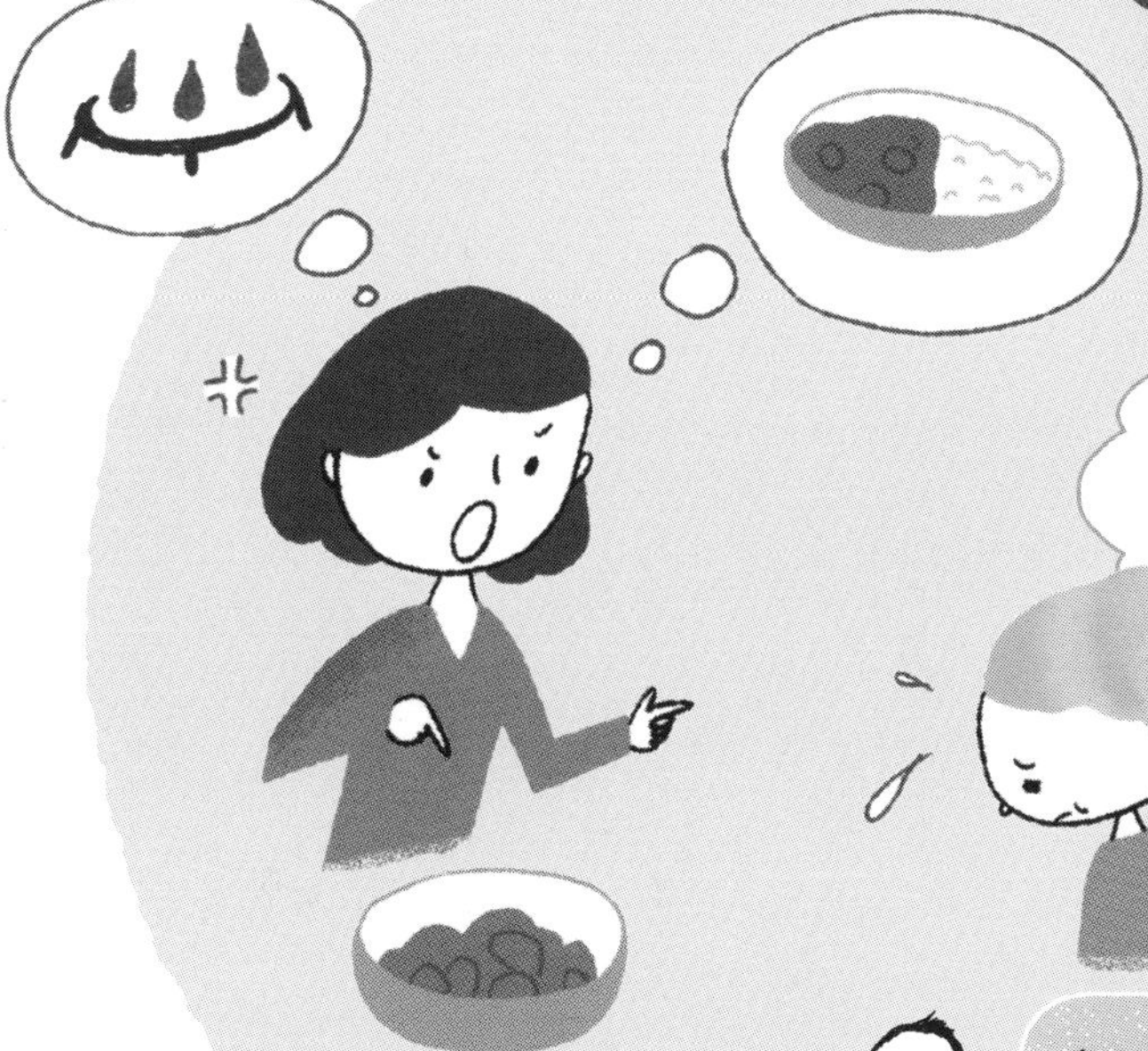

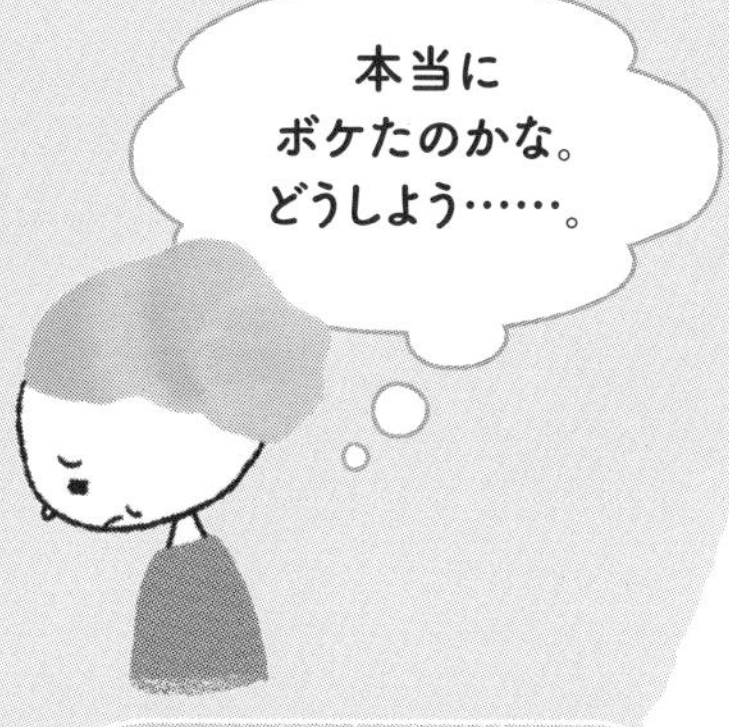
本当に
ボケたのかな。
どうしよう……。

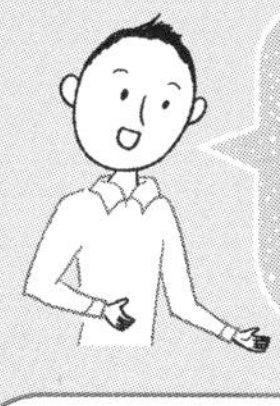
本人は不本意に思い、
悲しさ、つらさを感じています。
マイナス感情が
積み重なっていきます。

不安

恐怖

混乱

抑うつ状態になることも多い

自分に対する違和感、家族の指摘で、イライラしたり、落ち込んだり。突然涙ぐんだり、「死にたい」と口にしたりすることも多い。

Column

しっかりしているときと、そうではないときが混在する

認知症では、理路整然と話ができるのに、ボタンを押す単純な操作がわからなくなったりします。意識が明晰なときと、ぼんやりするときが交互にあらわれるのです。このようなまだら症状は脳血管性認知症やレビー小体型認知症などに見られます。

忘れる、わからなくなるために、生活に支障が出る

脳の病気がもたらすさまざまな症状

認知症の症状はさまざまですが、原因は脳の病気です。アルツハイマー型認知症などで脳細胞が正しく働かなくなり、記憶や言語能力が低下していくのです。脳の場所により症状は異なります。記憶力や判断力の低下のように、すべての人にあらわれる中核症状と、徘徊や妄想のように二次的に起こり、人によってあらわれ方が異なる周辺症状があります。

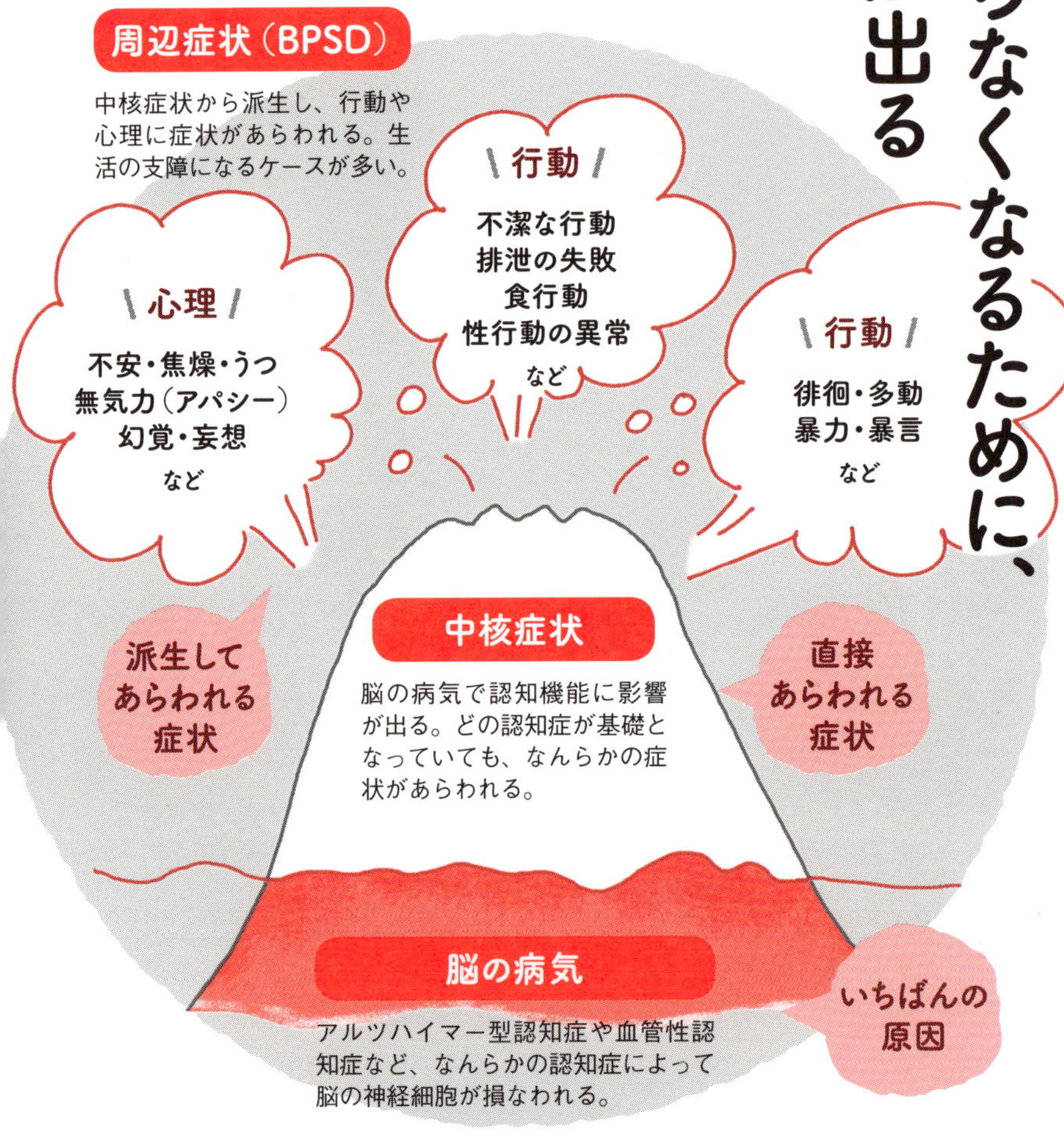
周辺症状（BPSD）
中核症状から派生し、行動や心理に症状があらわれる。生活の支障になるケースが多い。
心理
不安・焦燥・うつ
無気力（アパシー）
幻覚・妄想
など
行動
不潔な行動
排泄の失敗
食行動
性行動の異常
など
行動
徘徊・多動
暴力・暴言
など
派生してあらわれる症状
中核症状
脳の病気で認知機能に影響が出る。どの認知症が基礎となっていても、なんらかの症状があらわれる。
直接あらわれる症状
脳の病気
アルツハイマー型認知症や血管性認知症など、なんらかの認知症によって脳の神経細胞が損なわれる。
いちばんの原因

主な中核症状

記憶障害

5分前のできごとを忘れてしまう

短期記憶にかかわる海馬（P18）の障害が原因と考えられる。数分前に話したことを忘れる、忘れたことも忘れてしまう。徐々に悪化し生活に支障が出るように。

これも同じ障害

- 同じことを何度も聞く
- いつも探しものをしている
- 約束をすっぽかす

など

見当識障害

時間や場所、人がわからない

「いつ」「どこ」「誰」が把握できなくなる。日付や時間があいまいになることに始まり、いまどこにいるのか、目の前にいる人が誰なのかわからなくなる。

これも同じ障害

- 夏にコートを着込む
- 夜中に起こしにくる
- 近所で迷子になる

など

実行機能障害

ものごとの手順がわからない

行動するために必要な手順や段取りがわからなくなる。なにをどう進めればいいのか混乱し、料理や片づけ、衣類の管理などができなくなる。

これも同じ障害

- 料理に時間がかかる
- 家電製品が使えない
- メニューに合わせた買いものができない

など

失語、失算、失認、失行

言葉が出ない、それがなにかわからない

言葉が出ない「失語」、計算ができない「失算」、その人やそのものが認識できない「失認」、円滑な動きができない「失行」など、日常生活に支障が生じる。

これも同じ障害

- 会話がうまく続かない
- レジでお札ばかり使おうとする
- 着替えや入浴を拒否する

など

不可解な行動には、そのときどきの理由がある

周辺症状はそのときの気持ちに左右される

中核症状はすべての認知症の人に見られますが、周辺症状は、本人の気持ちや環境が大きく作用します。症状を理解して原因を突き止めれば、適切にケアでき、症状が落ち着くことも多くあります。

不可解な行動の理由を理解するためには、本人の心情を読み解くことが大切。そのうえで周辺症状を上手に調整していきましょう。

徘徊 ひとりで家を出てしまい、帰ってこられなくなる

自分の居場所がわからない見当識障害や記憶障害が原因。不安が引き金になることも。本人には明確な理由があり、目的をもって歩いているケースも。

こんな対応なら安全・安心!

鍵をかけると、逃げようとしたり、暴れたりして逆効果。まず、なぜ外出したのかを穏やかに尋ね、どんな答えでも、話を合わせてあいづちをうち、興奮を鎮める。
GPS機能つきの携帯電話を持たせ、服や靴に名前と連絡先を書く。自治体の徘徊SOSネットワークに登録しておくと、警察と連携がとれて安心。

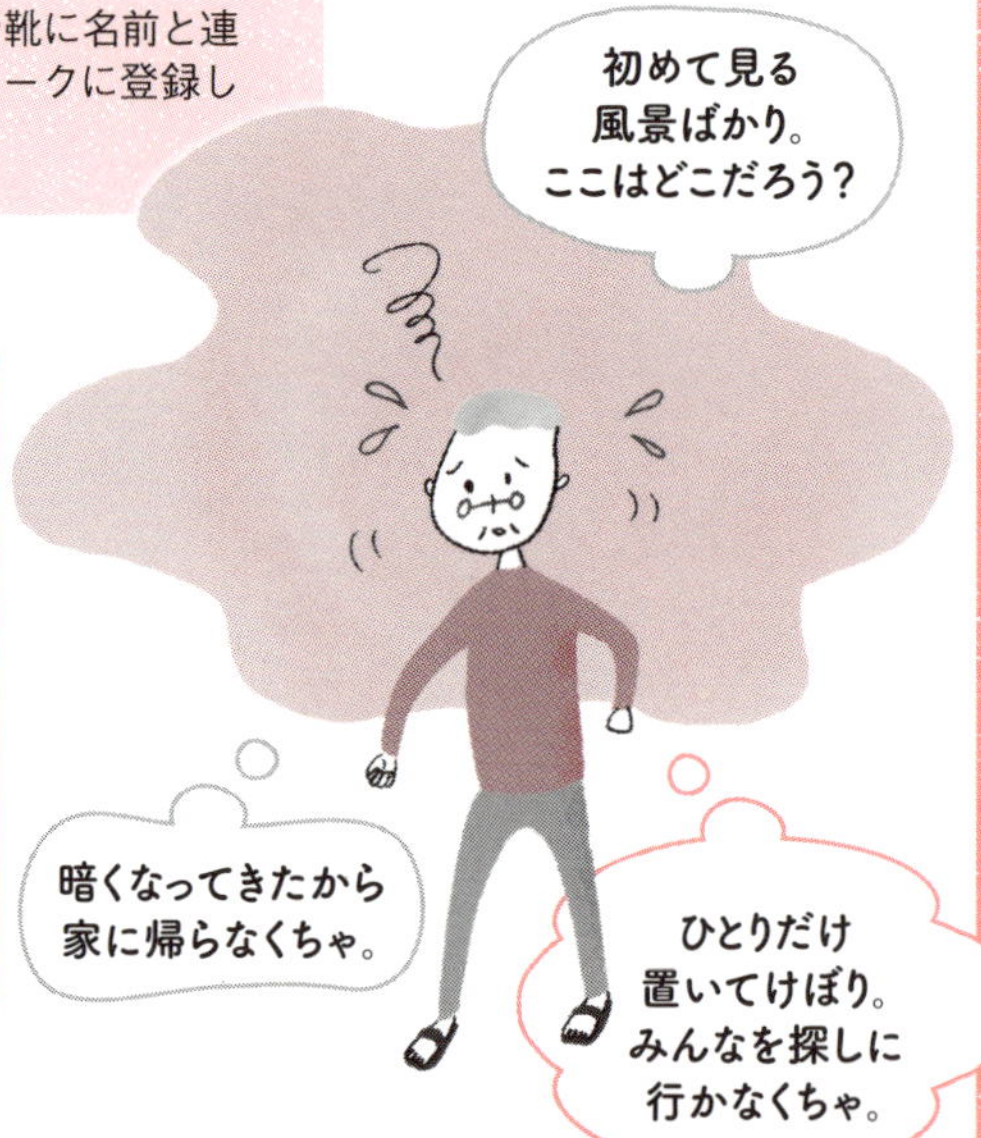
初めて見る
風景ばかり。
ここはどこだろう?
暗くなってきたから
家に帰らなくちゃ。
ひとりだけ
置いてけぼり。
みんなを探しに
行かなくちゃ。

Column

いつも同じ時間に、同じコースを歩きたがるときは……

「周遊《しゅうゆう》」といい、前頭側頭型認《ぜんとうそくとうがたにん》知《ち》症《しょう》に多い症状です。同じことを繰り返す常同行動のひとつ。同じものを食べ続ける、万引きを繰り返すなどの行為も見られます。

妄想

「お財布をとった？」と疑いの目を向ける

ものをとられたという妄想はとてもよく見られるパターン。記憶障害が原因だが、置き場所を忘れたと認めたくない気持ちや不安感から、被害妄想を生み出しがちになる。

こんな対応なら安全・安心！

身近な人が疑われ、傷つくことが多い。病気によるものなので真に受けず、冷静な対応を。否定すると反発し、妄想が膨らみやすい。「困りましたね」と、まずは気持ちに寄り添って。探しものを疑われている人が見つけると「盗んだ」妄想が確信になるため、見つけやすいところに置き、一緒に探すふりをし、本人に見つけさせるとよい。

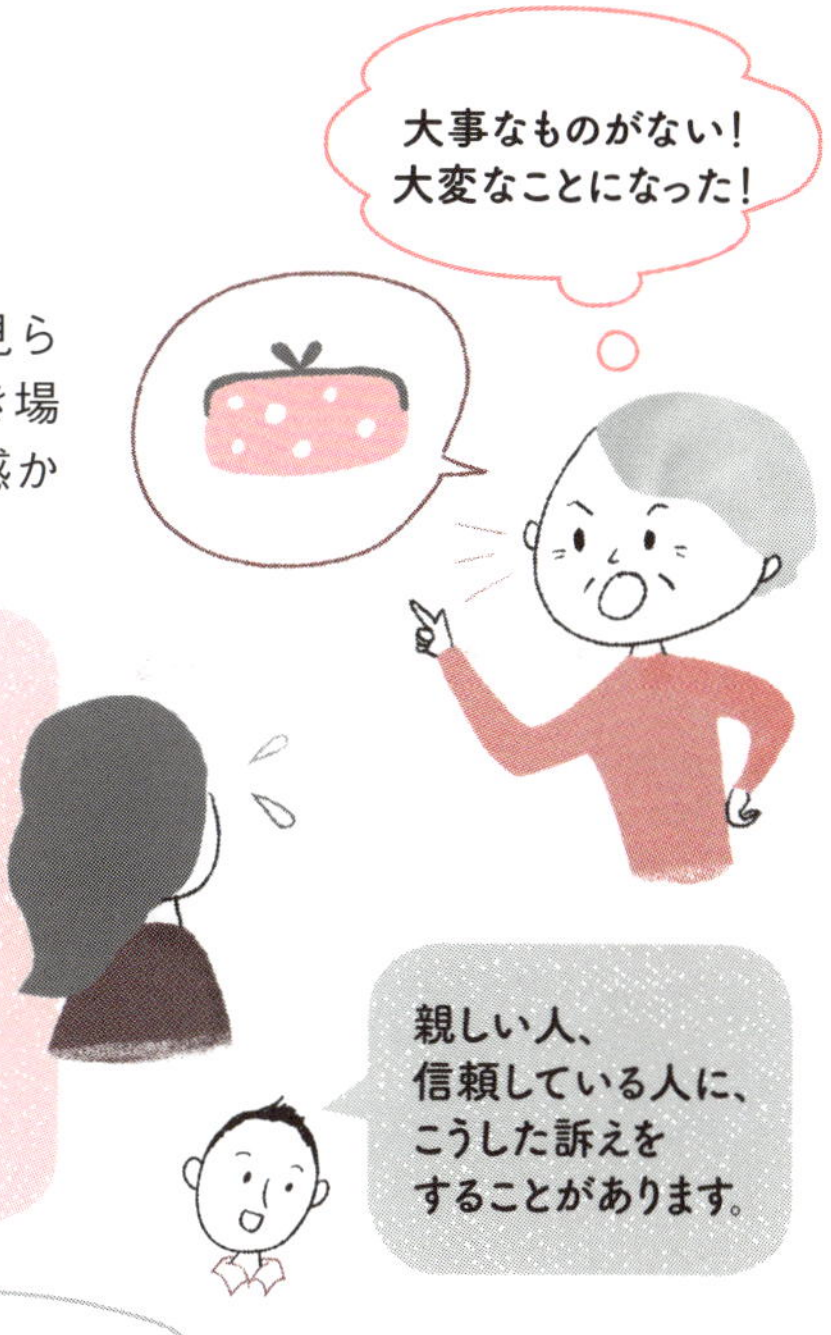
大事なものがない！
大変なことになった！
親しい人、信頼している人に、こうした訴えをすることがあります。

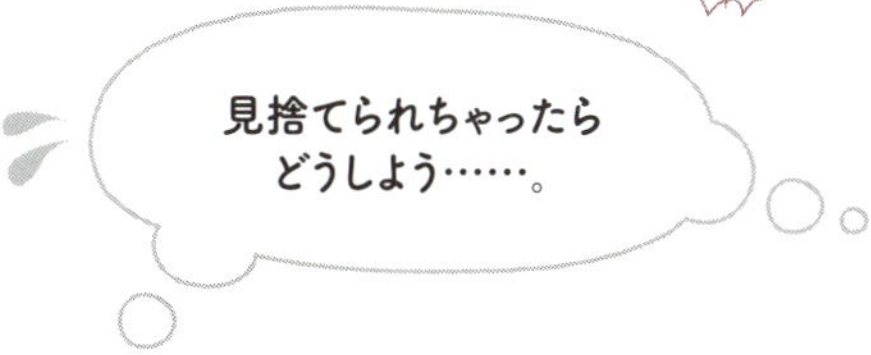
見捨てられちゃったら
どうしよう……。

作話

「お嫁さんがいじわるする」と近所の人に言いつける

ありもしないことを話すのは抜け落ちた記憶を補うため。身近な人をわるく言うことで、本人なりに納得がいく話をつくってしまう。

こんな対応なら安全・安心！

否定するとムキになることも。本人が誰かの悪口を言っても、聞いた人はただうなずき、さりげなく話題を変えて気をそらす。近所の人には誤解を与えないように、丁寧に病状を説明しておく。

妄想

「浮気をしてる!?」と責め立てる

配偶者が外出しただけで浮気を疑い、激しく怒り出すのは、嫉妬妄想の典型。認知症の初期に多く見られ、不安感や孤独感によるもの。

こんな対応なら安全・安心！

さみしさが生む妄想なので、否定したり怒ったりせず、やさしい態度で安心させることが大事。一緒に出かけたり、通所サービスを利用したりするなど、ひとりにさせず仲間と過ごす場をつくる。

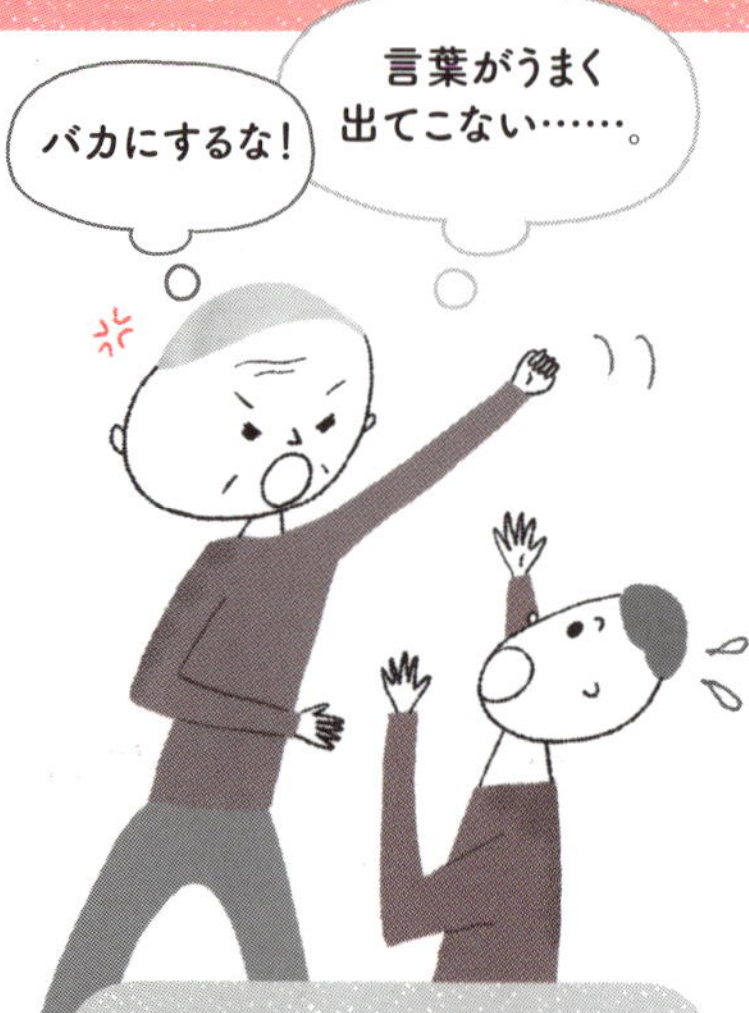
バカにするな！
言葉がうまく出てこない……。

暴力 デイサービスで暴れ出し、スタッフに暴言を吐く

言葉が出てこないため思いが伝えられず、暴力をふるう、暴言を吐く、悪態をつくことも。また、不適切な対応により、暴力が引き起こされることもある。

こんな対応なら安全・安心！

日頃からイライラさせないことが大事。認知症になると、とくに自尊心が傷つきやすくなるため、叱ったり指図したりするような失礼な態度は避けるべき。また、幼児言葉を使われると怒る人も多い。言葉遣いにはじゅうぶん注意を。不特定多数の人が多くいる場所は避けるようにする。家族が手に負えない場合は、医師に相談を。

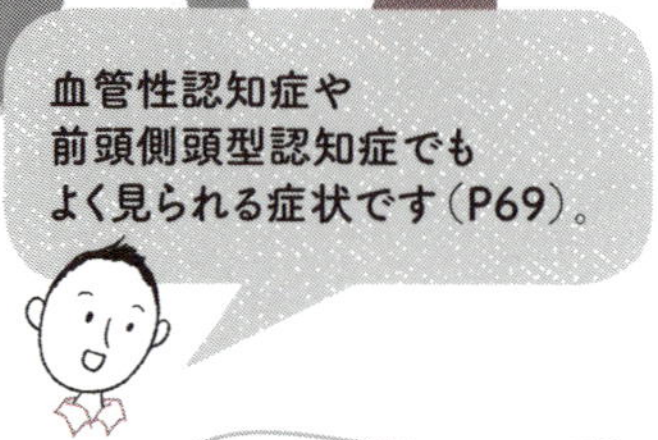
血管性認知症や
前頭側頭型認知症でも
よく見られる症状です（P69）。

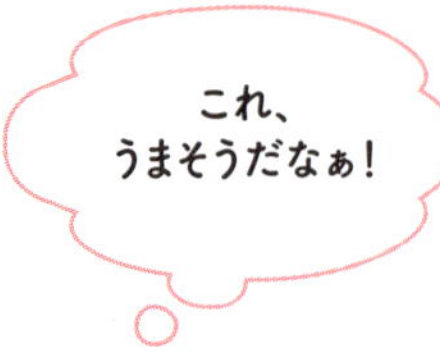
これ、
うまそうだなぁ！

異食 たばこを口に入れて、食べようとする

判断力が低下し、たばこやティッシュなど食べもの以外のものを口にする。味覚や嗅覚の機能が低下し、食べものかどうかの判断ができない。

こんな対応なら安全・安心！

危ないものは手の届くところに置かない。口に入れたら別の食べものを渡し、「それは出して、こちらを食べましょう」と誘う。もし飲み込んだら、窒息の恐れが高い。放置せずに病院へ。

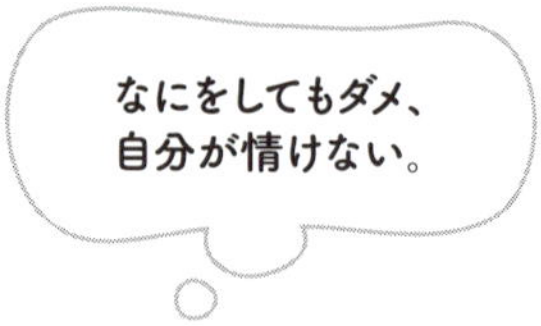
なにをしてもダメ、
自分が情けない。

焦燥 穏やかな人だったのに、毎日イライラしている

認知症の初期には、自分でも脳がうまく働かない感じがし、不安や孤独にさいなまれる。イライラ、落ち込み、抑うつ状態になることも。

こんな対応なら安全・安心！

本人は、押しつぶされそうな不安と闘っている。周囲が必要以上に心配しても、希望が見えなければ落ち込む。家族で話し合い、たとえ認知機能が低下しても、安心して生活できることを伝える。

介護拒否

うまくできなくて面倒くさい。

裸を見られたくない。

着替えや入浴をかたくなに嫌がる

不潔という感覚が鈍くなり、着替えや入浴を拒否する。服の着脱や入浴の手順が複雑で面倒に感じる。裸を見られたくないために嫌がる人も。

こんな対応なら安全・安心!

洗髪や足湯で心地よさを感じてもらってから誘導するなど、本人の気持ちを解きほぐして。入浴の介助で知らない人がいると、拒否感を覚えることも。慣れるまでは下着をつけての入浴でも。

反社会的行動

自分でもなにをしたのかわからない……

スーパーから「万引きした」との連絡が……

店のものをなぜ持ち出してはいけないのか理解できない。結果として万引きしてしまう。さとされても、なにがわるいのかはわからない。

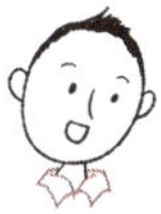

前頭側頭型認知症に特徴的な行動です。

こんな対応なら安全・安心!

わるいことをしたという認識がないため、叱ってもわからず、逆効果。行く店が決まっていることも多い。店主や警察に説明しておき、あとから家族がお金を払うようにするなどの対策を講じる。

できないことばかりで、きっと捨てられてしまうんだ……。

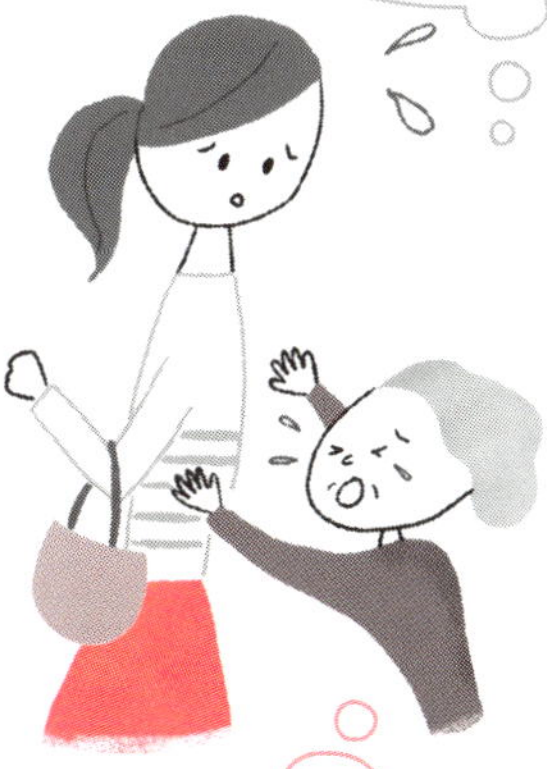

いろいろなことがよくわからないの。置いて行かないで!

不安

家族が出かけようとすると、泣きながら引き止める

家族から見放されるのではという孤独感や不安が強くなる。とくに夕方にさみしがったり怖がったりする「夕暮れ症候群」もあらわれる。

こんな対応なら安全・安心!

とくに認知症初期には、できないことが増えてくるために自信を喪失し、人から相手にされなくなるのではないかという不安が募る。このような時期には気持ちを安定させるのが、なによりの解決策。家族で話し合い、協力し、ひとりにしないような体制をつくる。通所サービスなどで仲間づくりをすると気が晴れることも。

幻覚　なにもいないのに、夜中に「へびがいる！」と騒ぎ出す

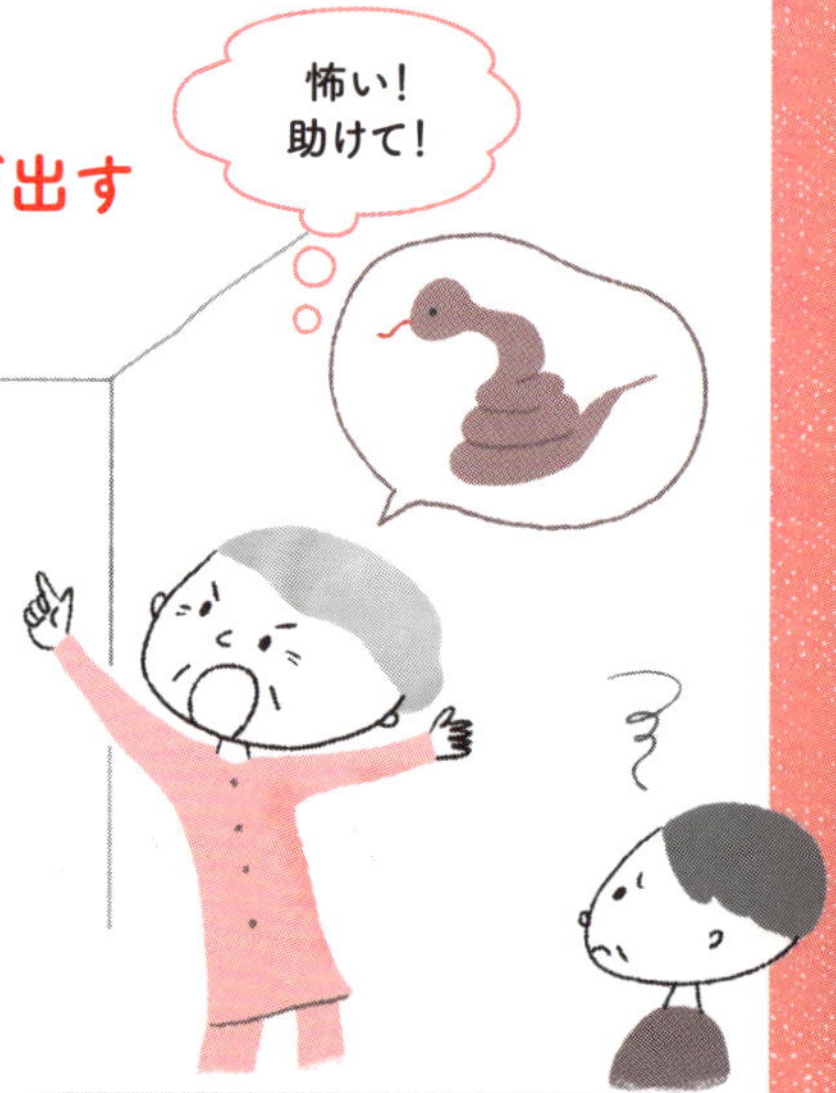

存在しないものが見える「幻覚（幻視）」は、脳の視覚を司る部分の障害が原因。レビー小体型認知症では８割の患者さんにあらわれる。小さな子どもや風景が見えることも。

こんな対応なら安全・安心！

幻覚が見えても、怖がったり不安になったりしなければ、問題はない。はっきり見えているものを否定されると不安感が増すため、まずなにが見えているのか話を聞いて同意することが大事。部屋のものかげなどが原因なら、部屋を明るくしたり、片づけたり。恐怖が募って、警察に通報したり、錯乱したりするときは、医師に相談を。

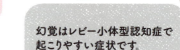

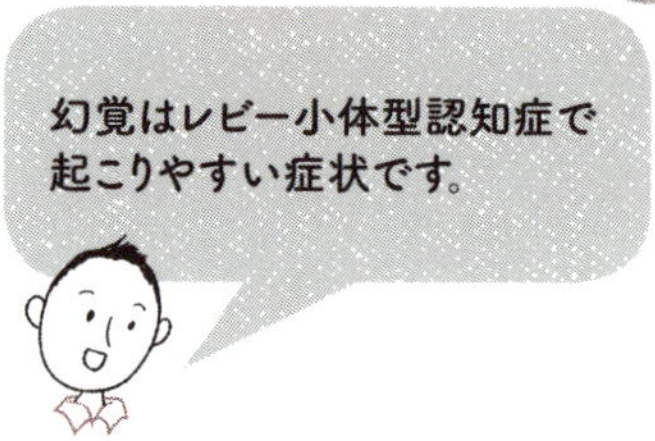

不潔な行動　たんすのなかに、汚れた下着が詰まっていた

下着を汚しちゃった。
恥ずかしい。
どうしよう。
怒られたくない。

失禁した下着などをしまい込むのは、認知症初期に特徴的。失敗は自覚しても、どうしていいかわからず、羞恥心から隠そうとする。

こんな対応なら安全・安心！

排泄の失敗は、自尊心が傷つく。叱ったりせず「誰でもあること」と、気に留めないふりを。失禁が続くなら泌尿器科を受診し、膀胱炎や切迫性尿失禁などの病気を調べて。おむつの利用も検討を。

Column
幻覚が起こりやすくなる「せん妄」にも注意が必要

幻覚は「せん妄」でも起こりやすくなります。認知症の周辺症状とは異なる一時的な意識障害。脱水や薬の副作用、環境の変化などで発生します。昼夜逆転して夜になると興奮する「夜間せん妄」も見られます。

また、突然幻覚が生じ、混乱する場合は、血管性やレビー小体型認知症の疑いも。適切な治療を受ければ回復できます。気づいたらすぐに医師に相談を。

失禁　トイレではない場所で排泄してしまう

見当識障害（P11）でトイレの場所がわからなくなり、トイレ以外の廊下や玄関などで排泄する。また、トイレをリフォームした後、使い方がわからず失禁することも多い。

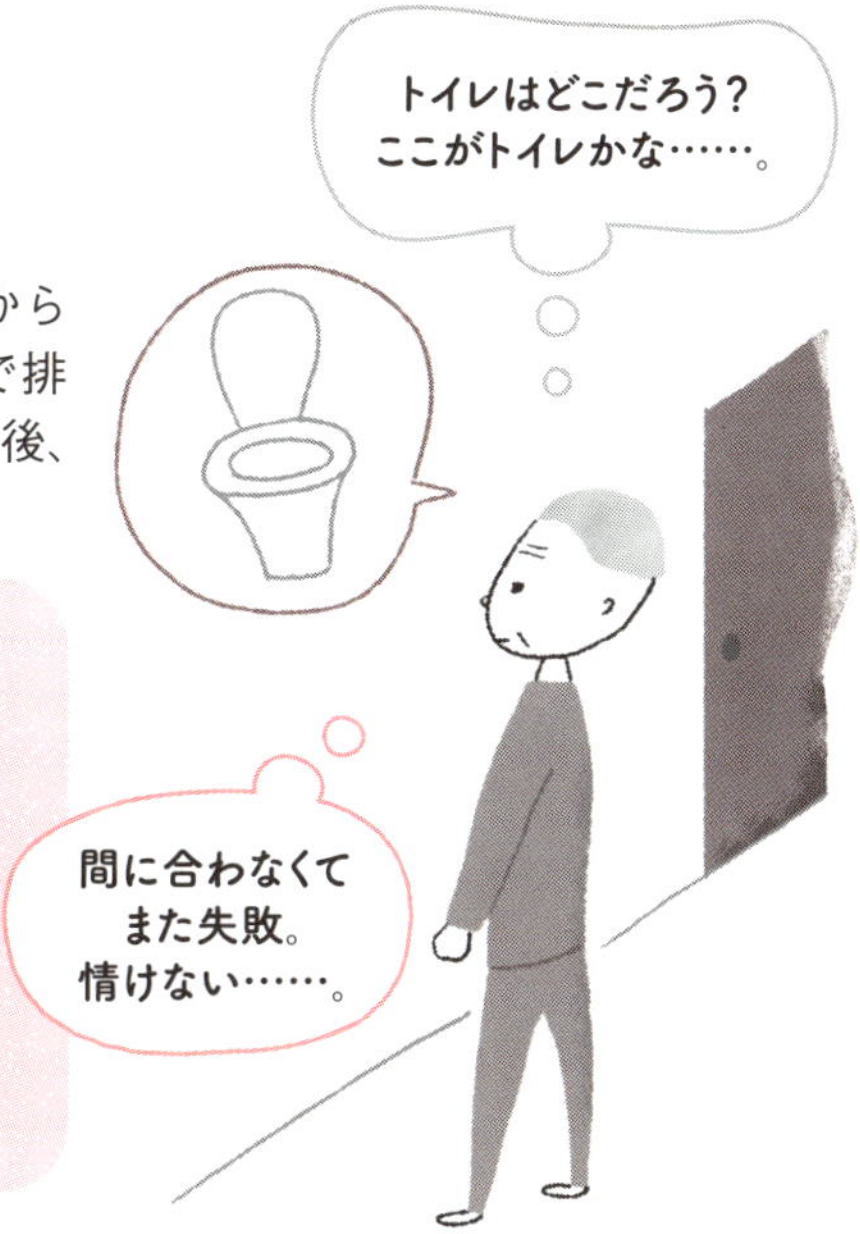
トイレはどこだろう？
ここがトイレかな……。
間に合わなくて
また失敗。
情けない……。

こんな対応なら安全・安心！

失禁すれば恥ずかしさを覚える。騒ぎ、怒ったりせず、穏やかな口調で安心させ、淡々と後を片づける。迷わないようにドアに貼り紙をしたり、食事や就寝前にトイレに誘導したり。一緒に行き、トイレの使い方を示すことも有効。いつも失敗する場所に「小便禁止」の紙を貼り、床に防水シートを敷くなどの事前対策もおすすめ。

弄《ろう》便《べん》　手で便を、壁にこすりつけている

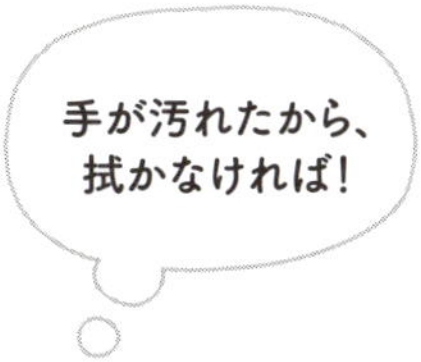
手が汚れたから、
拭かなければ！

認知症が進行すると、便が不潔だということがわからなくなる。手についたときの不快感から、壁や衣服になすりつけてしまう。

こんな対応なら安全・安心！

介護や看護の専門家に相談して。排泄リズムを薬などで調整する方法もある。おむつの場合でも、トイレでの排泄をうながし、介護する側の負担を減らす。防水シートなどで汚れを防御も。

性的行動　夫、妻以外の人に突然抱きつく

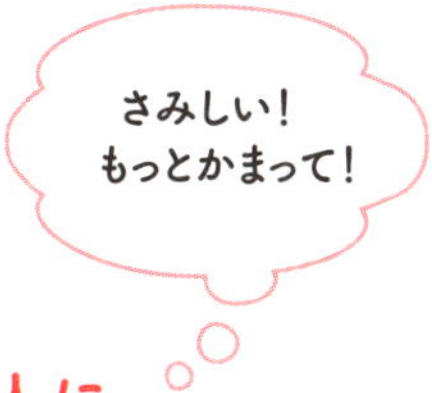
さみしい！
もっとかまって！

欲求が抑えられなくなることや、目の前の人を正しく判別できないことから、他人に愛情表現してしまう。さみしさが原因のことも。

こんな対応なら安全・安心！

手を握る程度のスキンシップで落ち着く場合も。悪意がないため、怒るのは逆効果。本人の夫や妻の写真を見せたり、外に連れ出し、大勢で過ごす時間を増やしたりして、興味を別に向ける。

なんらかの原因で脳神経細胞が損なわれ、認知機能が低下する

記憶を司る海馬が障害される

認知症とは、一度正常に発達した認知機能が後天的な脳の障害により低下した状態のこと。記憶を司る海馬を中心に神経細胞が障害を受け、脳が萎縮することで生じます。もっとも多いのがアルツハイマー型認知症です。脳にたまった物質が脳細胞を破壊する病気です。血管障害や感染、外傷に起因する認知症も。治療可能なケースもあります。

記憶や思考を司る
前頭葉《ぜんとうよう》
運動機能と、認知や思考、判断、記憶、行動の抑制、注意・集中力など、高次の知的活動を司る。

方向感覚に関わる
頭頂葉《とうちょうよう》
脳の中央部から後頭部にあり、皮膚、筋肉、関節からの感覚を司る。空間や方向、身体の認知に関わる。

記憶を司る
海馬《かいば》

情動に関係する
扁桃体《へんとうたい》

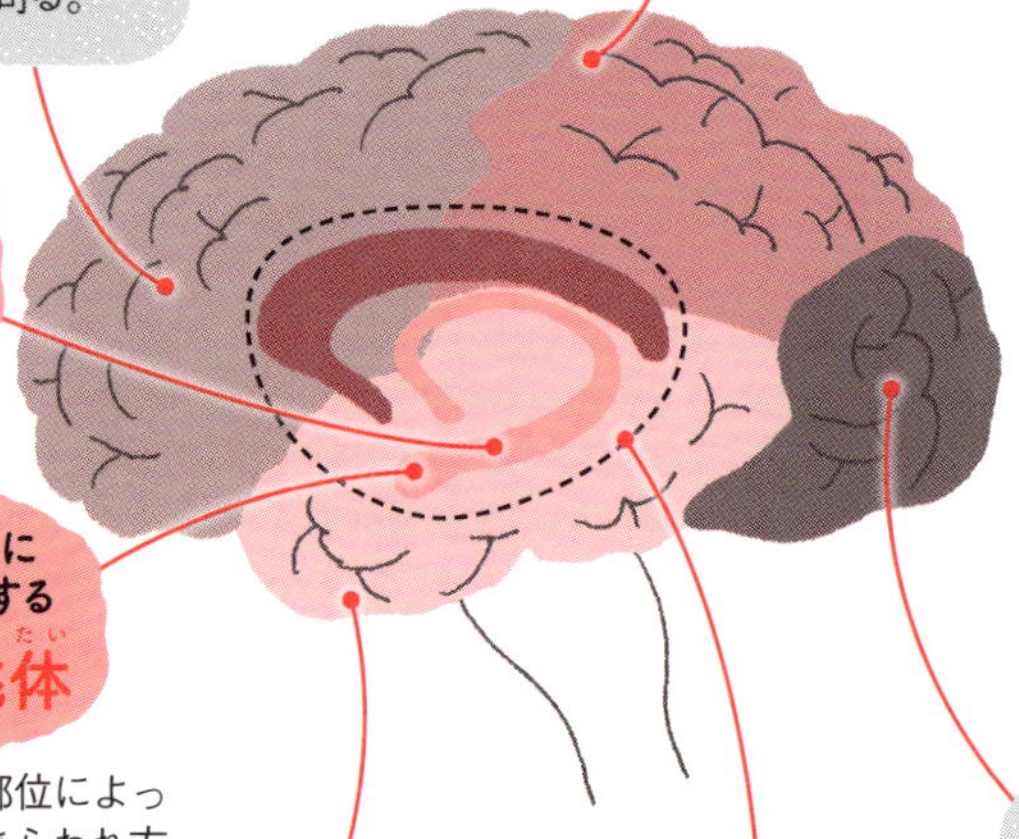

障害される部位によって、症状のあらわれ方が異なる。

視覚を司る
後頭葉《こうとうよう》
脳の最後部で、視覚を司る。視覚を使ってものを探し出したりする力に関わる。

意味や人や物の認識を司る
側頭葉《そくとうよう》
脳下半分にあり、聴覚を司る部分と、言語の意味や、物、人の顔の認知を司る部分とがある。

海馬、扁桃体が存在する
大脳辺縁系《だいのうへんえんけい》
側頭葉の奥にある。記憶を司る海馬や、本能的な感情に関係する扁桃体などが含まれる。

新しいできごとを記憶できない

　歳をとって忘れっぽくなるのは、みんな同じ。けれども認知症のもの忘れには、加齢による忘れっぽさとは違う点があります。ほんの数分前の話を忘れていたり、体験した記憶そのものが抜け落ちてしまったり。新しいことを覚えていられないのです。注意深く観察してください。

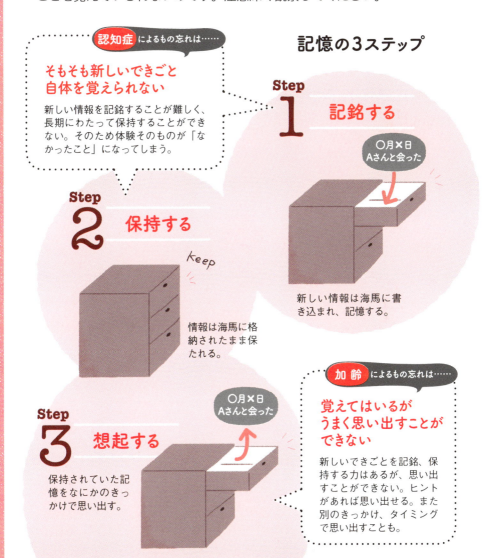

認知症によるもの忘れは……

そもそも新しいできごと自体を覚えられない

新しい情報を記銘することが難しく、長期にわたって保持することができない。そのため体験そのものが「なかったこと」になってしまう。

記憶の3ステップ

Step 1　記銘する

新しい情報は海馬に書き込まれ、記憶する。

Step 2　保持する

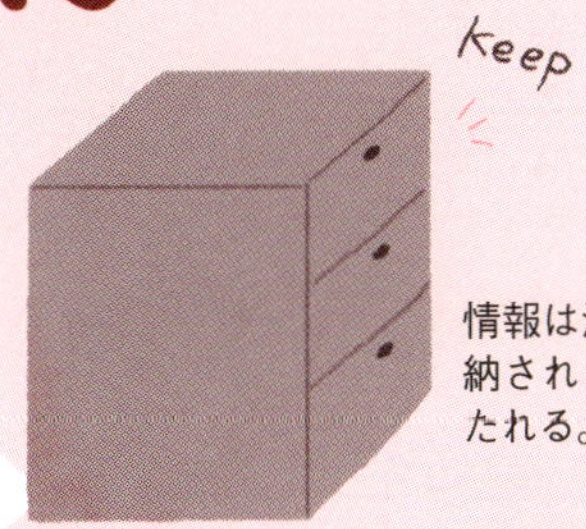

情報は海馬に格納されたまま保たれる。

Step 3　想起する

保持されていた記憶をなにかのきっかけで思い出す。

加齢によるもの忘れは……

覚えてはいるがうまく思い出すことができない

新しいできごとを記銘、保持する力はあるが、思い出すことができない。ヒントがあれば思い出せる。また別のきっかけ、タイミングで思い出すことも。

高齢者の心と体

年齢とともにできないことが増え、ストレスや不安が増しやすい

歳を重ねていく過程で、人はさまざまな喪失を体験します。老化によって視力や聴力など身体機能は衰え、若い頃のような体力も失われていきます。現役を退くと、突然社会とのつながりが絶たれたように感じられ、孤独感を覚えることも。配偶者や親しい友人の死を経験して、大きな喪失感に苦しむ人も多くいます。

心も体も変化し、社会や人とのつながりも少なくなる

高齢者は、そうしたいくつもの喪失体験を重ねながら、ゆっくり人生の終わりに向かっていきます。多くの高齢者が、死への不安や怖れを心のどこかに抱えながら、老いを生きているのです。

認知症は、晩年期の心に大きな影を落とす病です。

自分が自分でなくなる不安や、これからどうなってしまうのだろうという恐怖。認知症の手前の段階である軽度認知障害（ＭＣＩ・Ｐ78）、

高齢者の4つの喪失

1 身体機能・精神機能の低下

視力、聴力、味覚などの身体機能が衰え、動作や思考速度が鈍くなる。

2 心理的な喪失

体や環境の変化で生きがいが感じられなくなると、抑うつ状態になる。

3 社会的な喪失

配偶者や友人との死別は、生活環境の変化や大きな喪失感をもたらす。

4 人との関わりの喪失

退職などで社会とのつながりが希薄になり、人との関わりが減る。

また認知症の初期であっても、認知機能の低下を自覚することができます。ストレスがさらに増えて、抑うつ状態になることもあります。

認知症と関連が注目される「サルコペニア」「フレイル」

認知症は脳の病気が原因ですが、身体状況との関連も見逃せません。とくに注目したいのが、サルコペニアとフレイルという身体症状です。サルコペニアとは、加齢とともに筋力や筋量が減少する症状です。身体機能が低下するため、活動量が減り、栄養をとらなくなり、QOL（生活の質）が低下します。一方フレイルは、運動機能が低下している、いわゆる老衰状態。転倒しやすく、要介護状態の前段階とされます。

これらの症状が起こると、認知機能も低下しやすくなります。高齢者が骨折し、長期入院をしたり、引っ越して知り合いがいなくなり家に閉じこもりがちになったりすると、運動量が減り足腰が弱るものです。するとサルコペニアやフレイルを引き起こし、認知症を発症することも。

サルコペニアやフレイルになっても、適切なトレーニングを行えば筋力は回復します。認知症の人でも、運動で身体機能は回復することがわかっています。認知症予防・改善のためにも、定期的に体を動かし、筋力アップする習慣を身につけさせることが大切です。

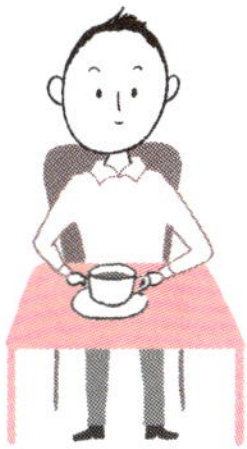
認知症でなくても
高齢者は不安を
覚えやすいものです。

64歳以下で発症する若年性認知症

64歳以下の認知症を「若年性認知症」と呼びます。男性に多く、平均発症年齢は51歳。最大の原因は脳血管障害です。若いぶん、社会的・経済的不安を抱えがち。早期発見・治療で、少しでも長く社会と関わることを目指します。

認知症の発覚①

同居家族でも、気づく人と気づかない人がいる

認知症は多くの場合、周囲の「あれ？」から始まります。さっき話したことなのに、まったく覚えていない。きれい好きだったのに、最近部屋が散らかっている。どこか、いつもと違う。そんな微かな変化が、認知症の最初の兆候です。

認知症の知識があるかどうかで差が出る

この小さな変化に気づくのは、たいてい同居している家族です。しかし、家族でも、気がつかないまま認知症が進行してしまうことは珍しくはありません。忘れっぽいのは歳のせいだと思ったり、部屋が散らかっていても、たまたまだろうと都合よく解釈してしまったり。

初期段階で気づくには、認知症の知識があるかどうかがカギとなります。同じもの忘れでも、名前が出てこないだけなのか、体験したことがすっぽり抜け落ちてしまっていないか。冷蔵庫のなかが乱雑で、腐った

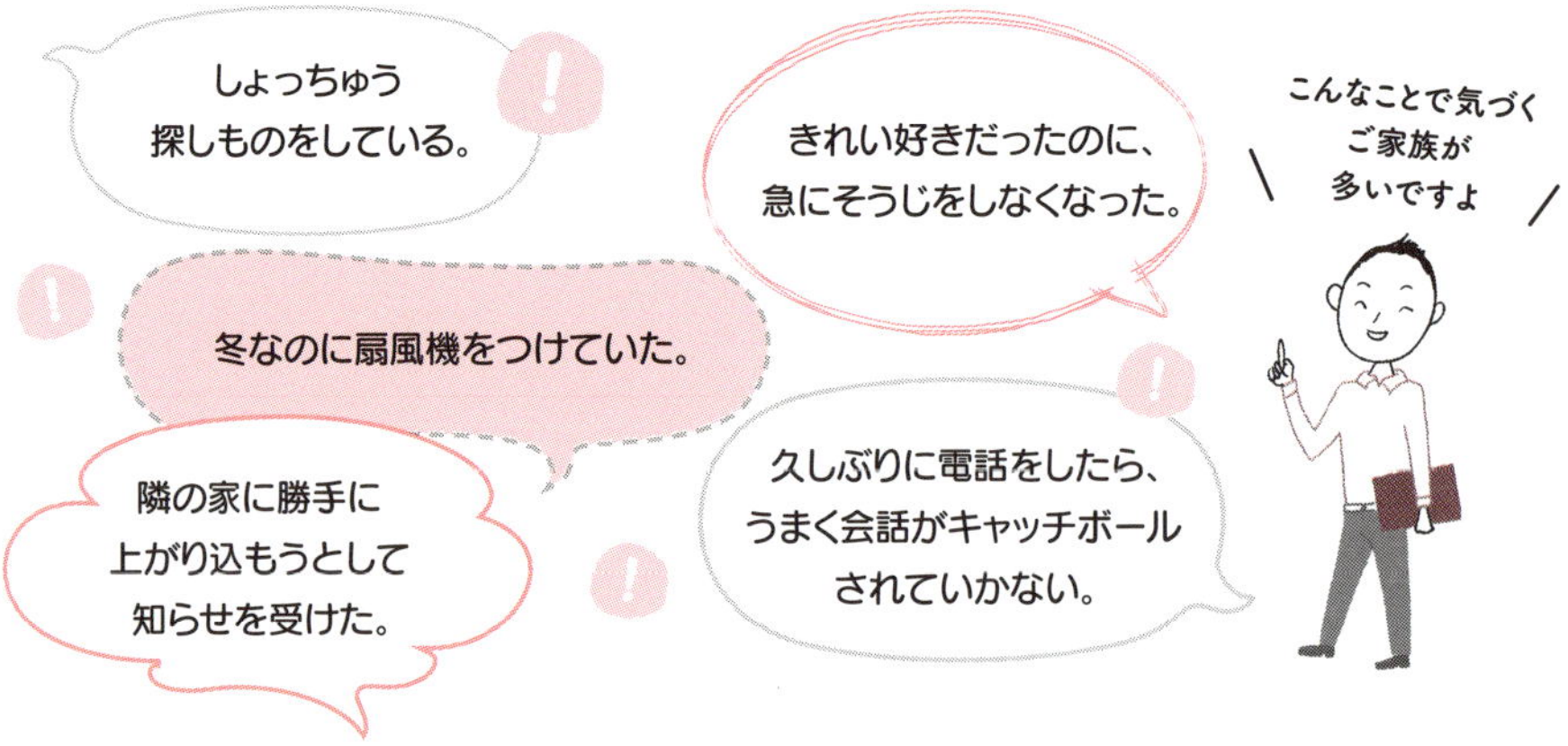

こんなことで気づくご家族が多いですよ
しょっちゅう探しものをしている。
きれい好きだったのに、急にそうじをしなくなった。
冬なのに扇風機をつけていた。
隣の家に勝手に上がり込もうとして知らせを受けた。
久しぶりに電話をしたら、うまく会話がキャッチボールされていかない。

食品であふれていないか。同じものばかり買ってくることはないか。小さな変化に気づくことができれば、ごく初期の段階での発見につながり、進行を遅らせたり、二次的な周辺症状を和らげたりできます。

高齢になれば、誰でも認知症になる可能性はあります。認知症の情報に触れ、知識を得ておくことは、自分や家族だけでなく、社会全体にとっても大きなメリットとなります。

認知症早期発見 12 のチェックリスト

生活の様子をいま一度観察してチェック。気分を害する恐れがあるため、チェックしていることをあからさまにしないように。４個以上該当したら認知症の可能性が高い。

1. いつも日にちを忘れてしまう。 □
2. 少し前のことをしばしば忘れてしまう。 □
3. 最近聞いた話を繰り返すことができない。 □
4. 同じ時間内に同じことを言うことがしばしばある。 □
5. 以前した話などを繰り返す。 □
6. 特定の単語や言葉が出てこないことがしばしばある。 □
7. 話の脈絡をすぐに失う。 □
8. 答えた内容から、「質問を理解していない」ことがわかる。 □
9. 会話を理解するのが難しい。 □
10. 時間の観念がない。 □
11. 話のつじつまを合わせようとする。 □
12. 家族に依存する様子がある。 □

「初期認知症徴候観察リスト」（Hopman-Rock M , : Int J Geriatr Psychiatry. : 2001 Apr;16(4):406-14）より一部改変

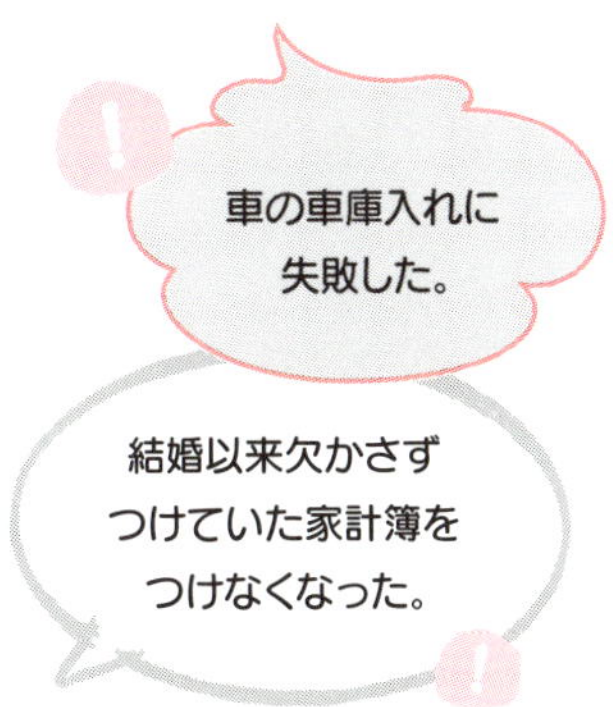
車の車庫入れに失敗した。
結婚以来欠かさずつけていた家計簿をつけなくなった。

認知症の発覚❷

強い不安感や認知症への偏見から、相談できずにいる人も多い

「なにかおかしいな」と、本人も周囲も感じながら、多くの人はなかなか病院に足を運ぼうとはしません。受診が遅れる大きな理由のひとつには、認知症に対する偏見や、根強い負のイメージがあります。

「なにかおかしい」「歳のせい」を繰り返す

「認知症だと告知されたらどうしよう」そんな恐怖が先に立ち、診察を受けたがらない人は数多くいます。「なにかおかしいな」と、うっすら違和感を覚えながらも、現実を直視できず「歳のせいだから」と、周囲や自分に言い訳を繰り返してしまうのです。

　本当に認知症だったら、今後は食事も排泄もできなくなり、自分が壊れていくのだろうか。家族には迷惑をかけることになるのだろう。自分になにが起きているのかは知りたいけれど、認知症という病名は告げられたくない。心の内側には不安が渦巻いているものなのです。

認知症に対する誤解をとく

暴力・徘徊で迷惑をかけるのではないか？

↓

たとえ症状が出ても、環境を整えれば穏やかな気持ちで過ごすことができる。

全部わからなくなるのではないか？

↓

昔のことは記憶している。また人の気持ちなどもよく理解できる。

なにもできなくなるのではないか？

↓

適切なサポートが得られれば、できることも多く、社会生活を送れる。

家族だけでもはやめに相談を

本人が受診を拒否するときには、嘘を言ったり、無理強いしたりして病院に連れて行くことはやめましょう。家族との信頼関係が損なわれては、これからのお互いの人生に悪影響を及ぼします。例えば健康診断を兼ねてかかりつけ医にみてもらうなど、最初の相談は馴染みのある医師にするのがいいでしょう。また、もの忘れ外来などの専門の診療科で、家族だけで相談できるところもあります。

病院に行く前に、とにかく誰かに相談したいというときには、地域包括支援センターに連絡してみてください。医療や介護、福祉にくわしいスタッフが相談にのってくれます。「認知症の人と家族の会」でも、研修を受けた介護経験者が相談を受けつけています（P93）。

「おかしいな」と感じたら、はやめに相談することです。認知症の診断は、はやくわかるほど治療のメリットが大きいのです。

認知症初期に適切な対応がとれれば、不便や不安を最小限に抑えることができます。介護の体制を整えることで、本人、家族の心理的負担を減らせます。医師や介護スタッフのサポートを受けながら、穏やかに生活することが可能なのです。

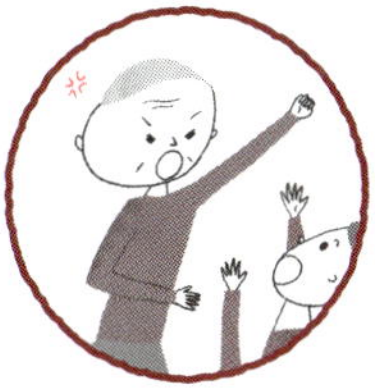

中核症状と周辺症状について……
➡P10〜17

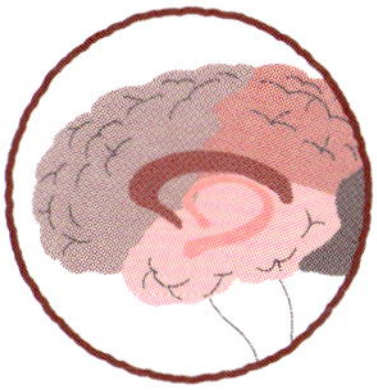

脳の状態について……
➡P18〜19

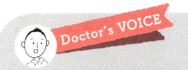

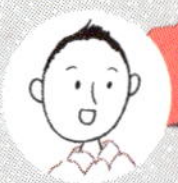

胃ろうという延命行為で、家族が得られたものもある

食事ができなくなったとき、直接胃に栄養を注ぐ胃ろう

食事ができなくなったとき、お腹に穴を開け、管から直接栄養を入れるのが「胃ろう」です。

ものを飲み込むことが困難になる嚥下障害《えんげしょうがい》が原因の場合には効果的で、栄養状態も改善します。また、認知症にともなう精神症状のための拒食が長く続く場合に、一時的に胃ろうを造設し、食事を再開できるようにし、その後胃ろうをとり除く場合もあります。

一方、老衰で自然に食べものを受けつけなくなっている場合、無理に栄養を入れている状態になります。ほとんど意識がない体に、管で栄養が注ぎ込まれる姿を見て、苦しめるだけの延命ではないかと感じる家族がいるのも事実。

日本老年学会では、胃ろうが本人に苦痛を与えるときは「差し控えや治療からの撤退」も考える必要があると表明しています。

胃ろうをすると医療行為が必要となるため、施設の入所を断られることもあり、注意が必要です。

「お母さんが生きている」それだけでうれしい

認知症で寝たきりの人に、胃ろうをするかどうかは、難しい判断です。以前、お母さんに胃ろうをすることを決断した娘さんが、こんなことを語ってくれました。

「生きていてくれるだけでもいいんです。私は、母を介護しているというより、生きている母に支えられ、励まされているんですから」

大切な人が生きていることが支えだという思いは、誰も同じ。「胃ろうをするか、しないか」に正解はありません。

本人が元気だった頃に望むであろうことを尊重しながら、家族が話し合い、それぞれの決断をするしかないと、考えています。

Part2

本人と家族の認識のズレを理解する

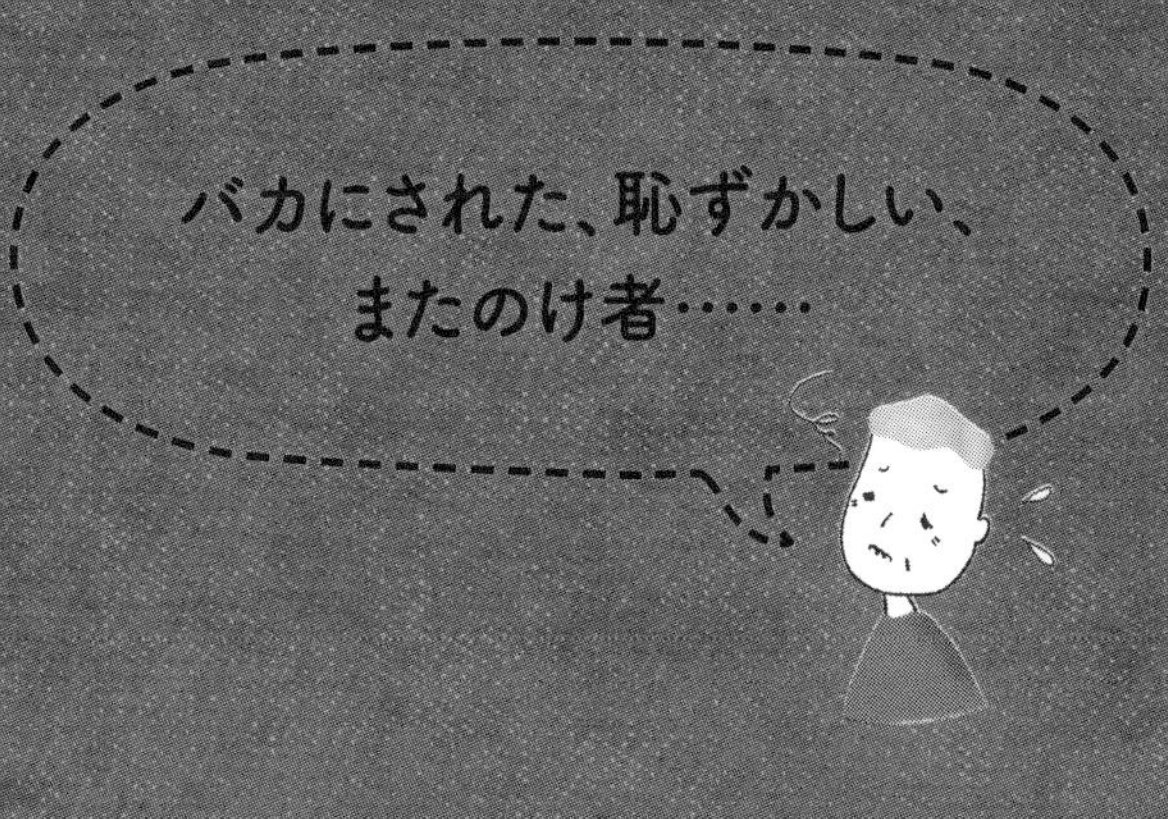

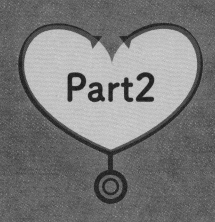

もともとの性格が、認知症に影響する人、しない人がいる

性格と無関係に症状が出ることも

　認知症になっても、本人の人格そのものは変わりません。まれに急に怒りっぽくなるなど、性格が激変するような態度をとる人もいます。「本性はこういう姿なのか」とショックを受ける家族も。

　しかしこれは脳の障害による影響です。とくに前頭葉に障害を受ける前頭側頭型認知症（P69）などでは、反社会的言動が目立つこともあります。

理性を司る
前頭葉
の障害

理性を司る前頭葉が障害を受けて萎縮すると、理性的、社会的なふるまいができなくなる。前頭側頭型認知症などでは、性格の変化や反社会的行動などが目立つ。

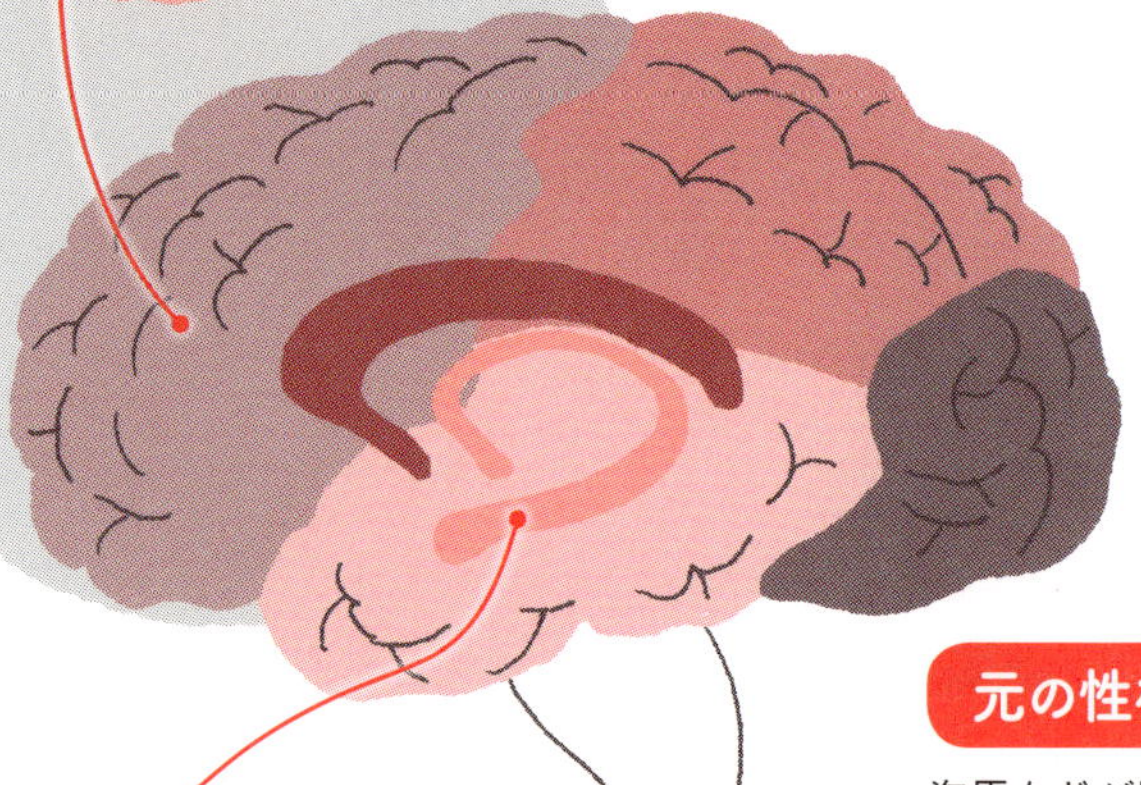

記憶を司る
海馬
の障害

記憶の形成に重要である海馬が障害を受け、萎縮したりすると、記憶障害などがあらわれる。

元の性格が失われにくい

海馬などが障害を受けるアルツハイマー型認知症の場合、元の性格は失われにくい。朗らかな人は、朗らかなまま記憶が失われる。

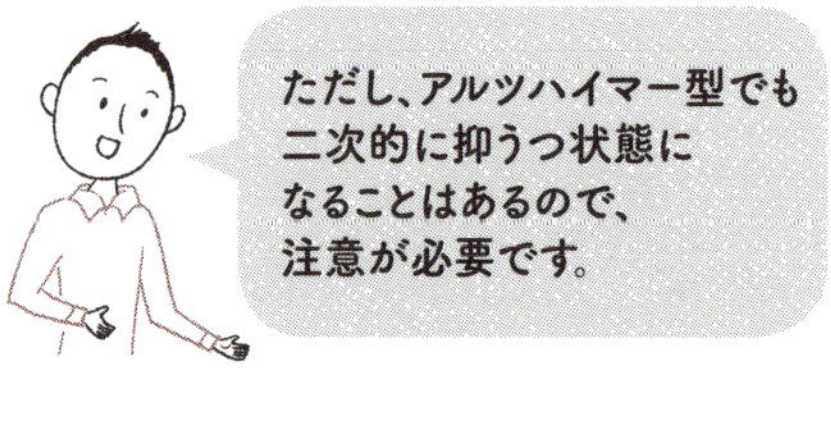
ただし、アルツハイマー型でも
二次的に抑うつ状態に
なることはあるので、
注意が必要です。

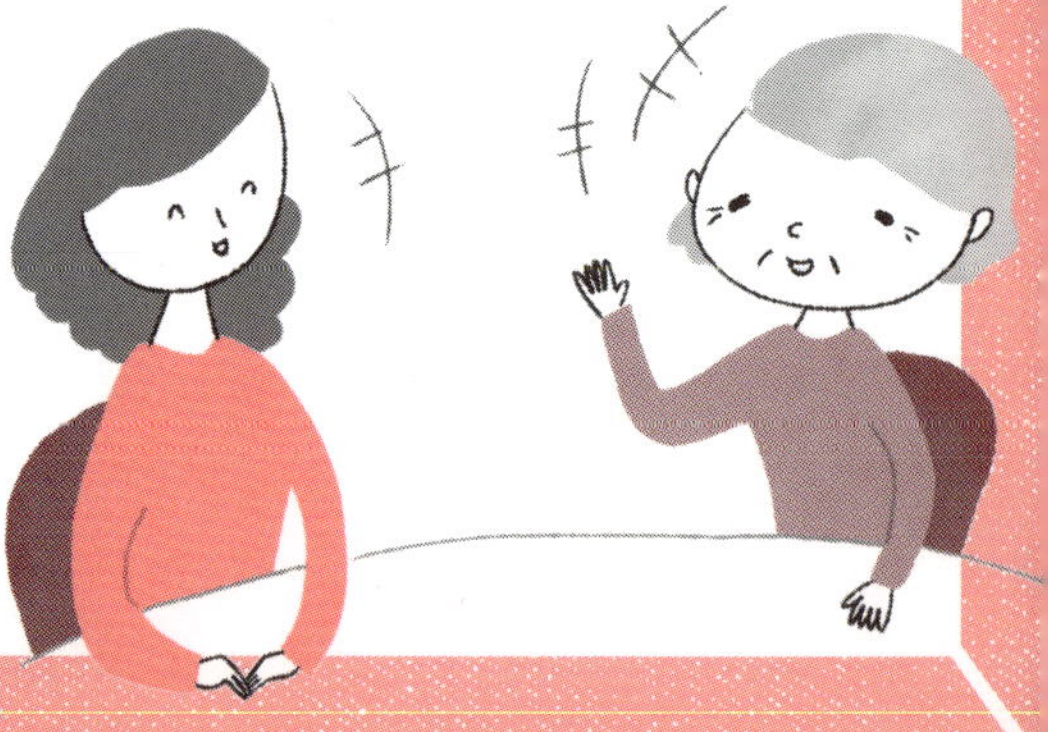

立ち去り行動

例えば診察室から立ち去る、会話中に立ち去るなど。行為や注意を持続することが難しい。状況を考えずものを持ち去る万引きなども、反社会的立ち去り行動のひとつ。

反社会的行動

万引き、公共のものを持ち去る、無銭飲食、賭博やアルコールの飲み過ぎ、また性的な行動のコントロールがきかなくなり、痴漢行為をしたりすることも。

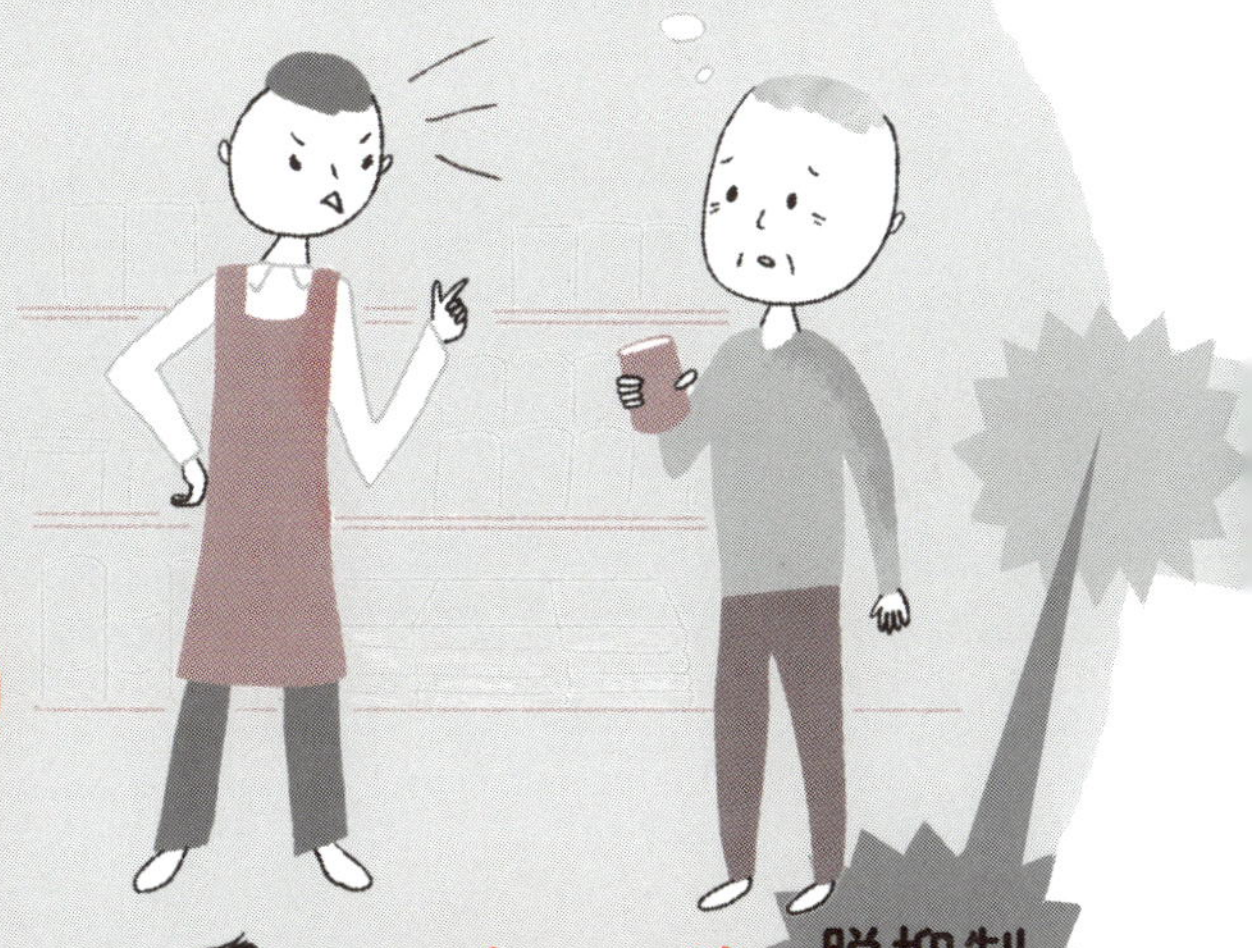

考え無精

なにか聞かれてもよく考えずに「忘れた」「知らない」などと即答してしまう。記憶障害とは違う「考えること自体をしない」という症状が出る。

食行動異常

食の好みにかたよりが見られるようになる。嗜好性の強いもの、例えば甘いものだけを食べ続けたりする。

脱抑制

コントロールがきかなくなる

前頭葉は脳全体の司令塔の役割も担う。前頭葉の機能が低下すると、脳の他の領域へのコントロールがきかなくなり、反社会的な行動や精神症状が生じる。

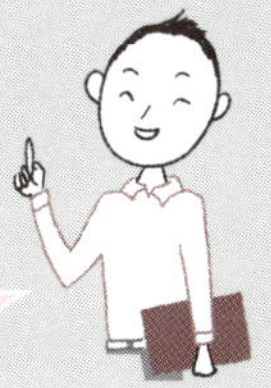

これらは脳の病気によるもの。本人の「本性があらわれた」ものではありません！

Column

夜間の暴言、暴力はレム睡眠行動異常症の可能性も

深夜に起きて暴れたり、伴侶に殴りかかったり。これはレム睡眠行動異常症といって、レビー小体型認知症（P68）に多い症状です。人は眠りの浅いレム睡眠時に夢を見ますが、レム睡眠中は筋活動が抑えられているので、体はあまり動きません。ところが脳の病気で就寝中も筋活動が抑制されないと、夢に反応して叫んだり、暴力をふるったりします。本人や家族がけがをする危険もあります。医師に相談してください。

「さっきも言った」「また間違えた」いやな印象だけが残ることに……

事実は忘れていても相手の気持ちには敏感

認知症なのだとわかっていても、何度も同じ質問をされると、誰だってイライラするものです。「同じこと聞かないで」と怒ったところで、本人は怒られた理由がわからないまま、ひどく傷つきます。

認知症では、事実の記憶は失われますが、感情の記憶は残ります。「怖い」「いやだ」という印象のみが積み重なっていきます。

家族がイライラしながら答えると、本人はそのときの口調、表情、雰囲気からいやな感じを覚える。

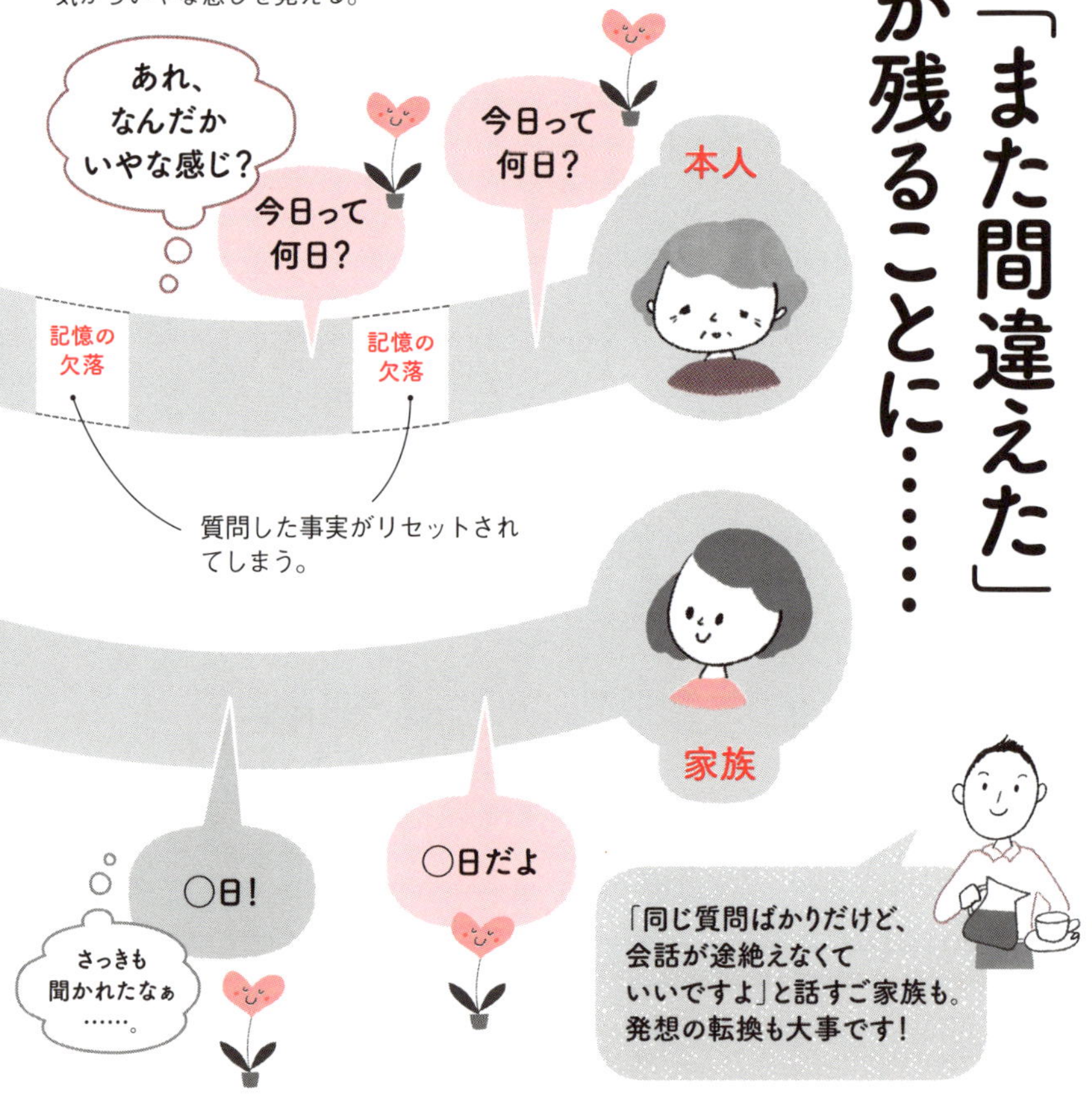
あれ、
なんだか
いやな感じ？
今日って
何日？
今日って
何日？
本人
記憶の
欠落
記憶の
欠落
質問した事実がリセットされてしまう。
家族
○日！
○日だよ
さっきも
聞かれたなぁ
……。
「同じ質問ばかりだけど、
会話が途絶えなくて
いいですよ」と話すご家族も。
発想の転換も大事です！

対応 1　にこやかに答える

同じ質問にイライラしたら、まずひと呼吸。自分のいらだちを抑える。不安を感じさせないよう、にこやかな表情で答える。日めくりカレンダーなどで、一緒に確認するのもよい。

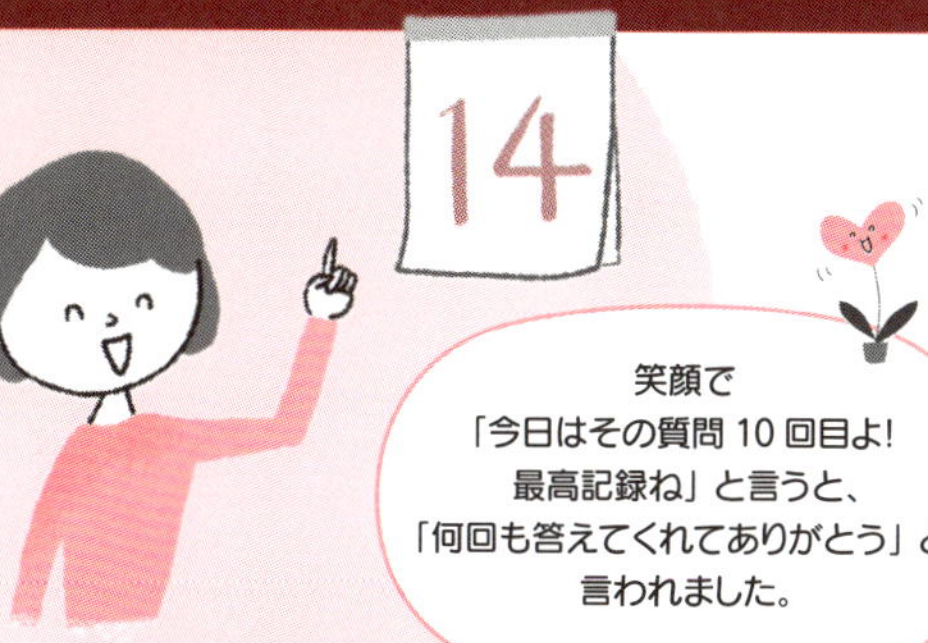
14

笑顔で
「今日はその質問 10 回目よ!
最高記録ね」と言うと、
「何回も答えてくれてありがとう」と
言われました。

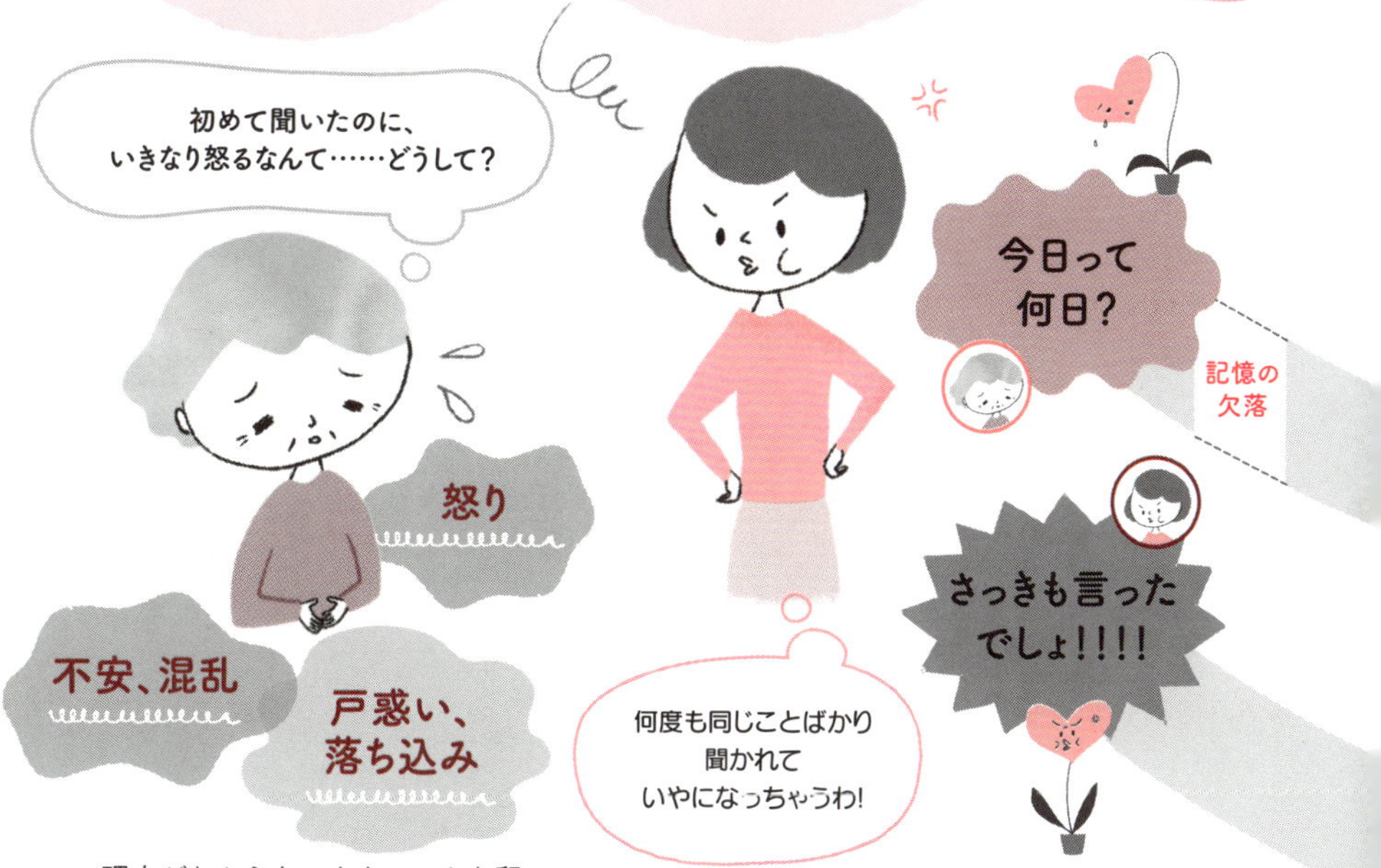
初めて聞いたのに、
いきなり怒るなんて……どうして?
今日って
何日?
記憶の
欠落
さっきも言った
でしょ!!!!
怒り
不安、混乱
戸惑い、
落ち込み
何度も同じことばかり
聞かれて
いやになっちゃうわ!

理由がわからないまま、いやな印象だけが積み重なり、最終的に周辺症状の引き金になる（P36）。

対応 2　忘れることを利用する

食べたことを忘れ「ごはんまだ」と催促されたら、「ちょっと待ってね」と、代わりのおやつなどを出して気をそらす。欲求や怒りなど衝動的な発言は、5分程度経つと忘れることも多い。

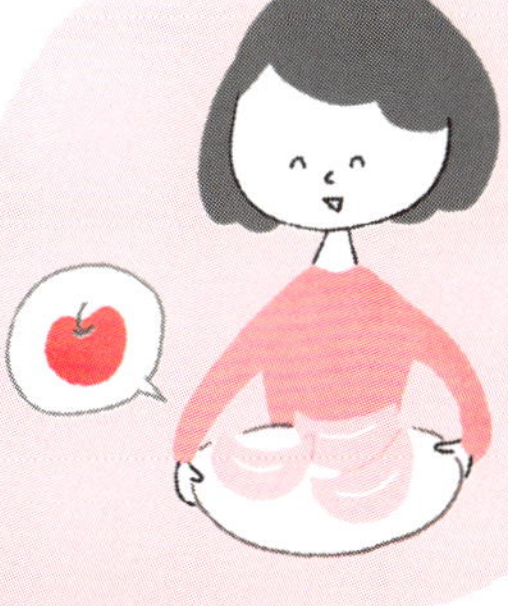

ダメな人扱いはやめて。決定権を奪われ、のけ者にされるとつらくなる

「どうせ」という決めつけで、意欲を奪わないで

認知症になったからといって、なにもできなくなるわけではありません。「どうせわからない」と無視したり、「どうせできない」と、できることまで奪ってしまったりすると、自尊心が傷つき、自信も失われます。完璧でなくても本人に理解を求め、できるようサポートをするなど、本人の立場を尊重することが、生きる意欲につながります。

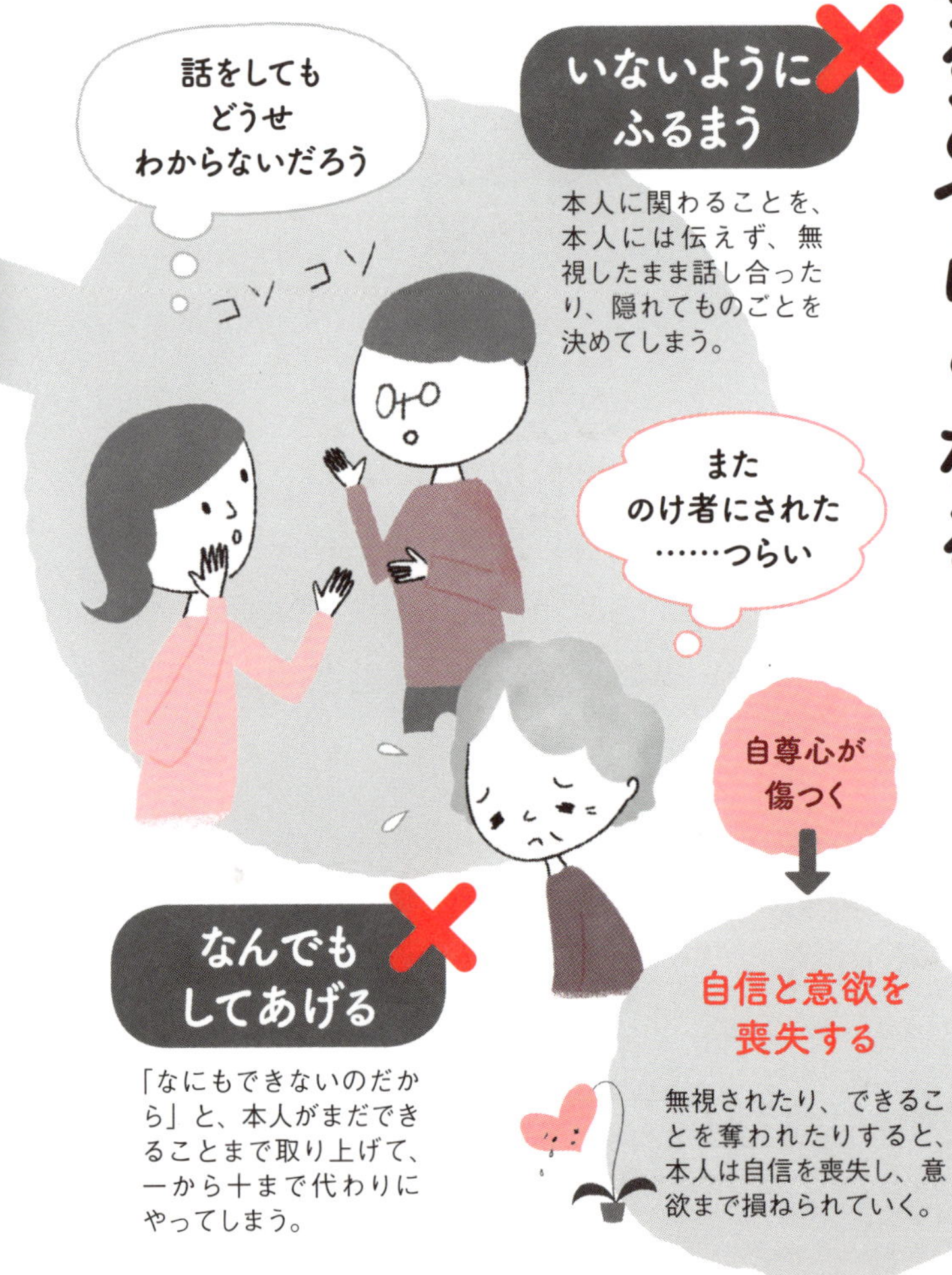
話をしても
どうせ
わからないだろう
コソコソ
いないようにふるまう
本人に関わることを、本人には伝えず、無視したまま話し合ったり、隠れてものごとを決めてしまう。
また
のけ者にされた
……つらい
自尊心が
傷つく
自信と意欲を
喪失する
無視されたり、できることを奪われたりすると、本人は自信を喪失し、意欲まで損ねられていく。
なんでも
してあげる
「なにもできないのだから」と、本人がまだできることまで取り上げて、一から十まで代わりにやってしまう。

対応1 役割を担ってもらう

配膳、食器洗い、庭木の水やりなど、簡単なことでかまわない。本人に役割を担ってもらう。その際､「ありがとう」「助かるわ」などの声掛けも忘れずに。

対応2 ゆっくり話す

高齢になると、耳が遠くなり、話が聞き取りにくくなることも。ゆっくり大きな声で、大人の言葉遣いで語りかける。

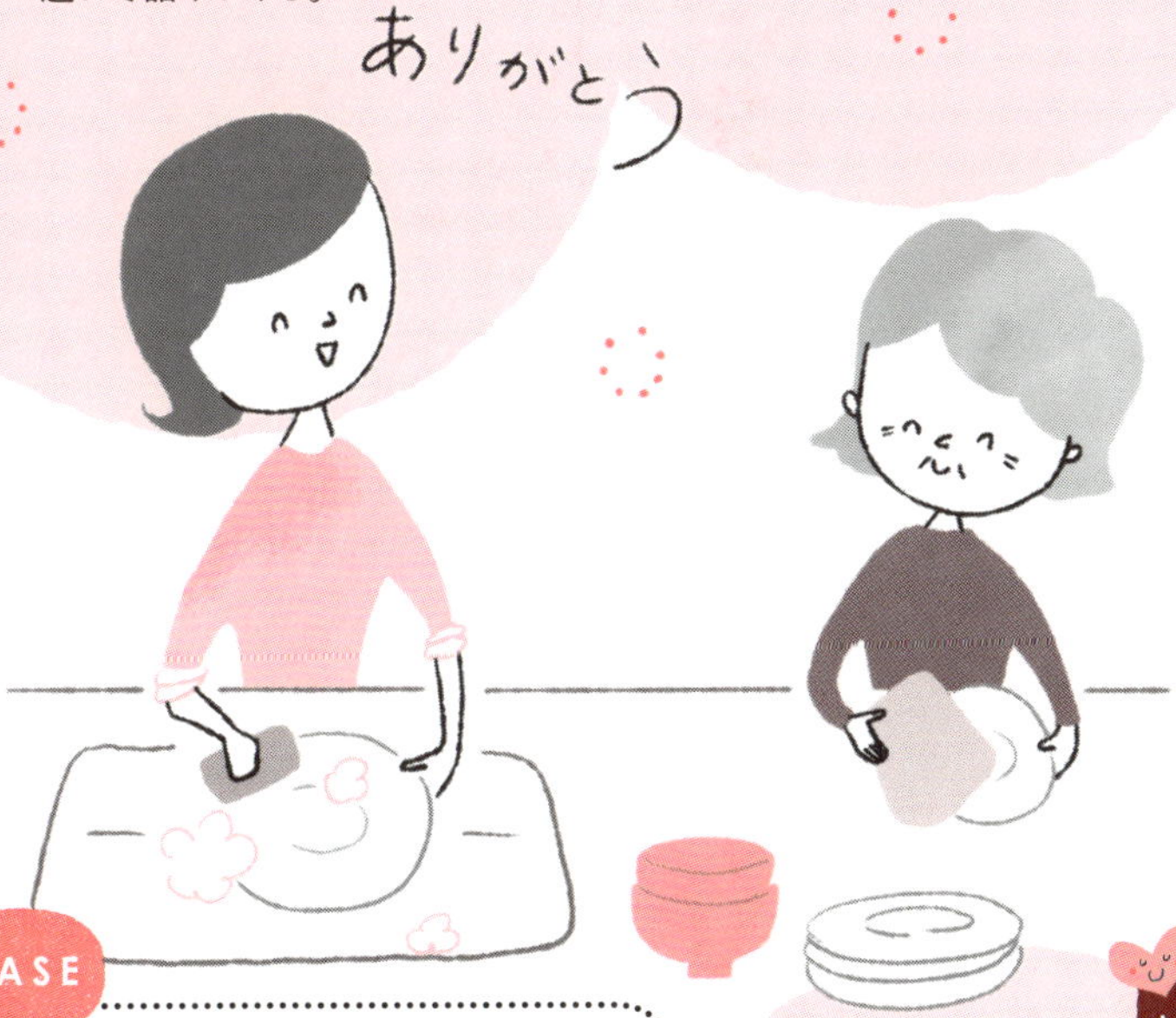

対応3 のけ者にしない

100％の理解を求める必要はない。本人に関することはわかろうがわかるまいが本人にも伝える。みんなの輪のなかにいる雰囲気をつくり、本人の発言の機会を奪わないようにする。

CASE

昔やりたがっていたことに挑戦！笑顔が戻りました

　昔から古典が大好きだった母。「源氏物語の講座に行きたい」とせがまれ、認知症の母に理解できるのかなと思いながらも連れて行きました。講座後に迎えに行くと、母は大満足の笑顔。大事なのは本人が理解したかではなく、楽しんだかどうかなのだと気づかされました。

できるかどうかを試されることで自尊心が損なわれる

ケアの目的をはきちがえない

家族が病状を知ろうとして、認知症初期に繰り返し記憶を確認することがあります。これは避けるべきでしょう。何度も能力を試されるのは屈辱的で、自尊心が深く傷つきます。認知症ケアの目的は、本人が生き生きと暮らせる環境を整えること。

能力をチェックして元の生活に戻すことではないという基本を、周囲は共有しておく必要があります。

日付を言わせる ×

必然性のない場面で日付や時間を答えさせる。

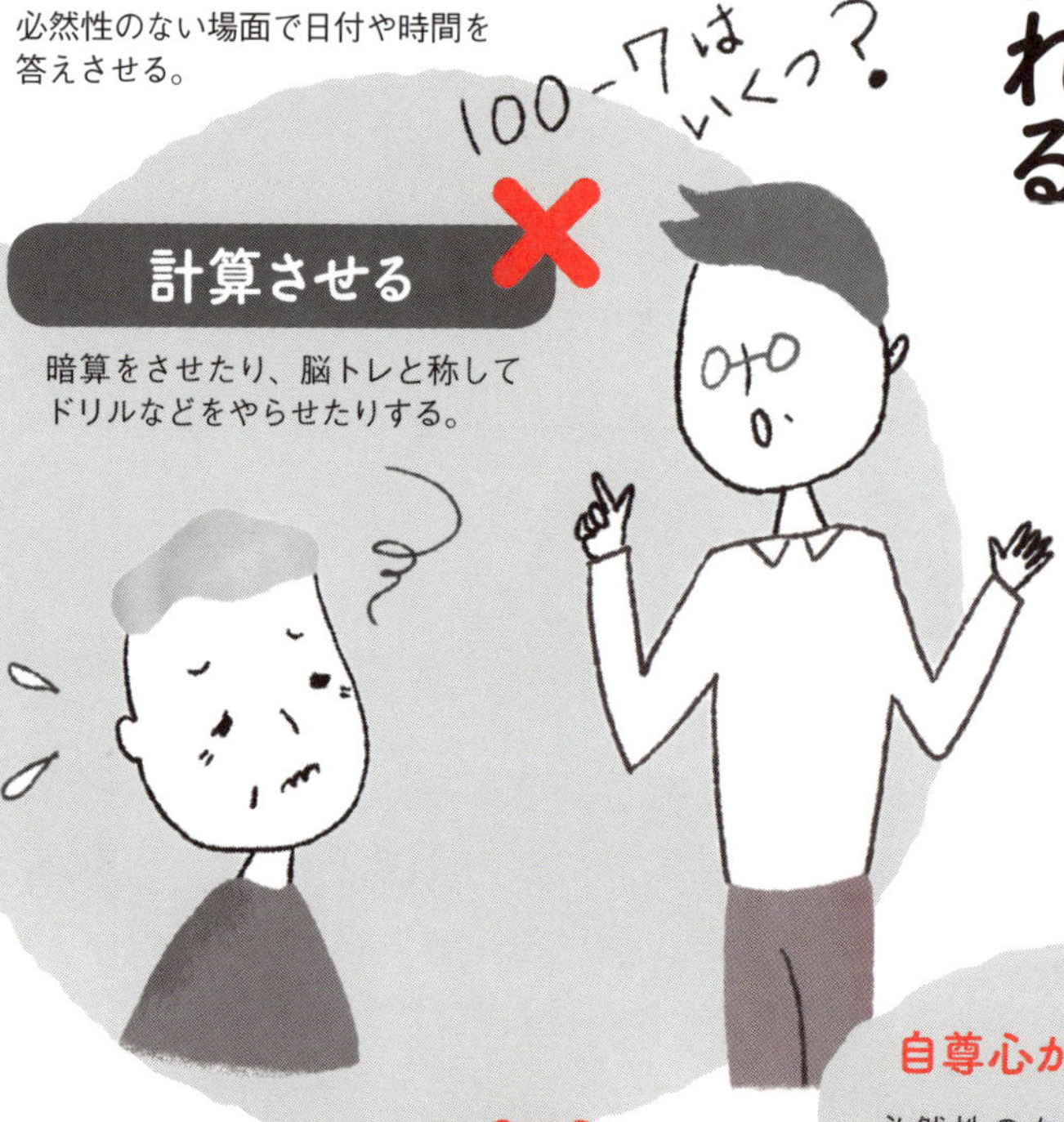

計算させる ×

暗算をさせたり、脳トレと称してドリルなどをやらせたりする。

名前を言わせる ×

「この人、誰だかわかる？」「名前を覚えている？」などと推測させる。

自尊心が傷つく

必然性のない場面で、能力を試すような問いかけは、たとえ答えがわかってもわからなくても自尊心が深く傷つく。

対応1 試さない

計算ができたり、日付がわかったりしても、本人がそれを苦痛に感じるなら意味がない。本人から望まない限り、能力を試すようなことはしない。

対応2 自分から名乗る

たとえ名前を忘れていても、本人が目の前の人を信頼できればよいと考える。不安そうにしていたら、名前を当てさせるのではなく、まずこちらから名乗って。

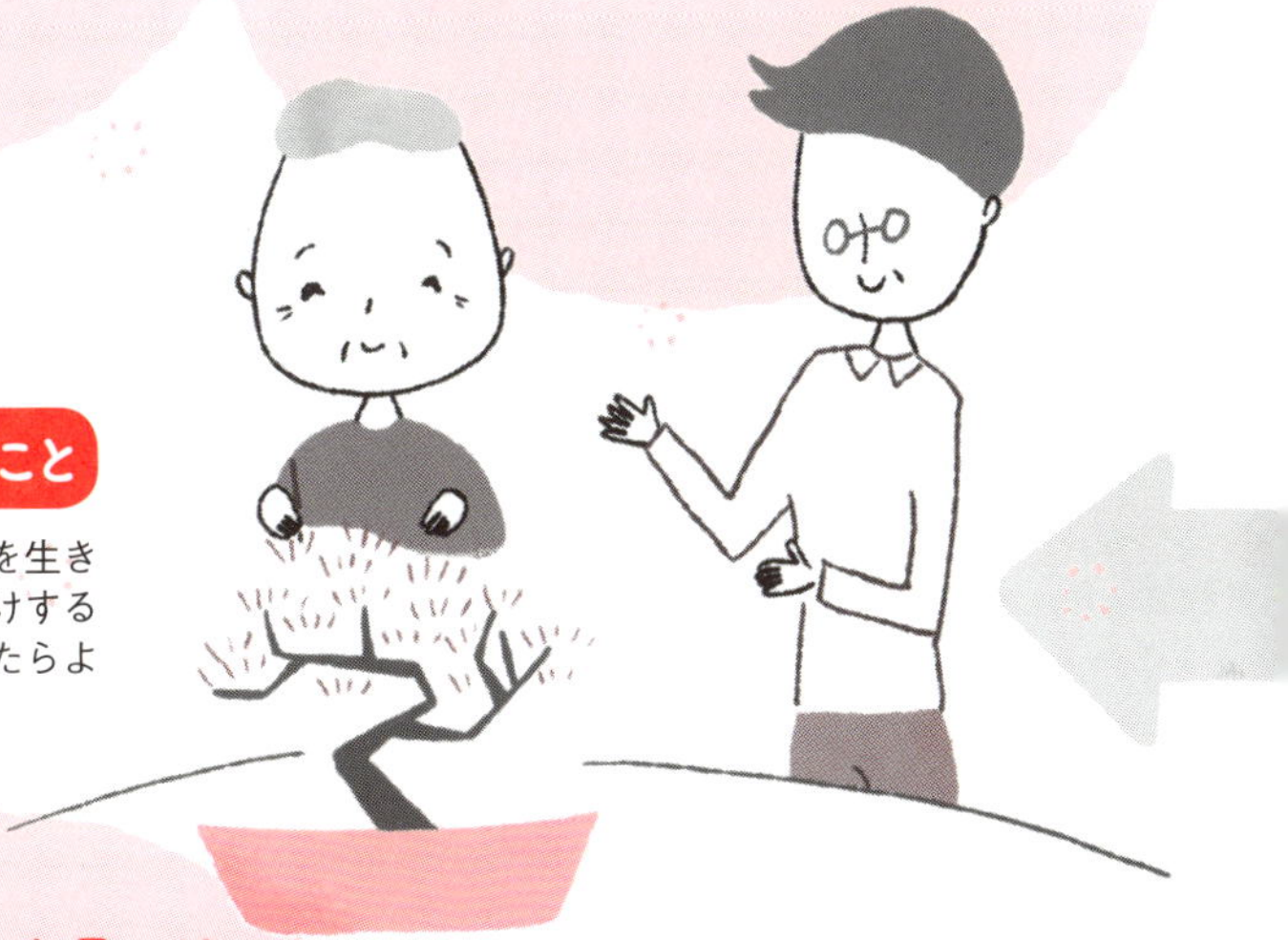

ケアの目的 ＝ 生き生きと過ごせること

介護の目的は、本人が毎日を生き生きと過ごせるように手助けすること。そのために、どうしたらよいかを考え、ケアする。

対応3 いまできることを見つける

認知症は進行性の病気。失った能力を元通りにするのは難しい。いまできることに目を向け、それが維持されるように手助けする。

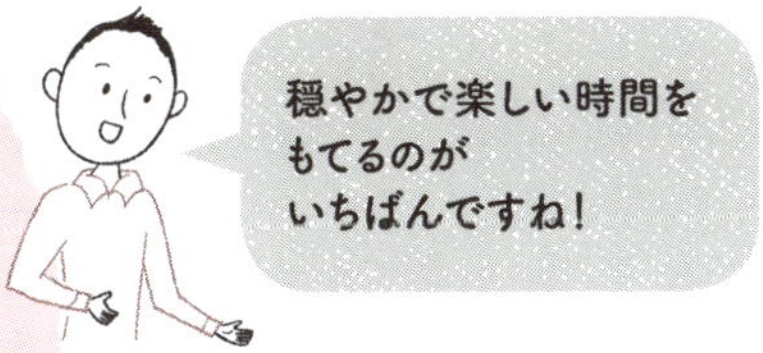
穏やかで楽しい時間をもてるのがいちばんですね！

CASE

母の見事な「ごまかし」で先生もタジタジに！

　母は時々、息子の私が誰なのか、わからなくなることがありました。ある日、診察の先生が「今日は誰と来ましたか」と、私のことを尋ねると、母はとっさに答えられず、「先生、患者は私です。みるのはこっち」と、私を見ていた先生の顔を無理やり自分に向けてごまかしました。看護師さんは大爆笑。先生は笑いながら「すみません」と、謝っていました。

失敗が続き、否定されると周辺症状は悪化する

周辺症状は人間的な反応として起こる

脳の病気を原因とする中核症状に対し、周囲の対応で二次的に生じるのが周辺症状（BPSD）。本人の人生経験や性格により症状の出方はさまざまです。興奮、攻撃性、脱抑制などの行動面の症状であらわれるほか、幻覚、妄想、不安、抑うつなどの心理面の症状が出ることも。失敗が続き、周囲から否定されると不安が募り、症状が悪化する傾向があります。

本人の性格・生活史

本人の性格、人生経験などが、ものの考え方感じ方を決める。もともと警戒心や不信感が強い人は、より強くそれを感じ、ストレートにそれを表現したりするようになる。

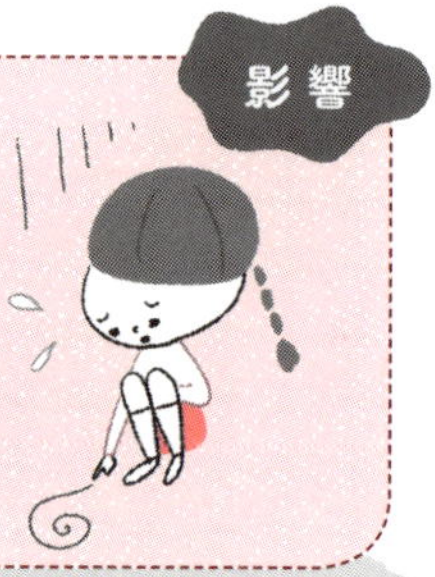

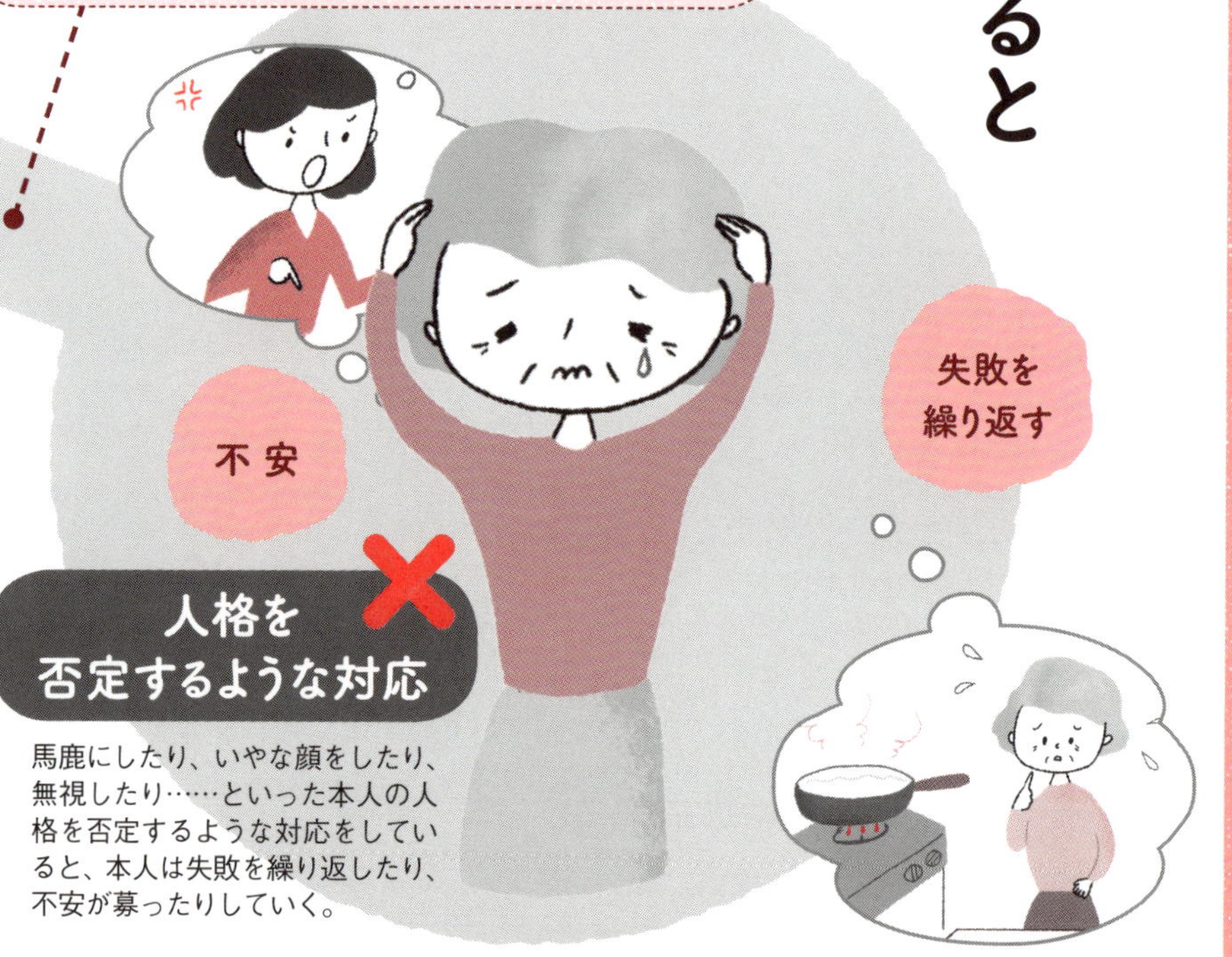

人格を否定するような対応

馬鹿にしたり、いやな顔をしたり、無視したり……といった本人の人格を否定するような対応をしていると、本人は失敗を繰り返したり、不安が募ったりしていく。

さまざまな周辺症状が起こる

直接的な原因となる内臓や骨、筋肉などの病気があるわけではない。記憶障害などの認知症の症状に対する、心理面・行動面での「反応」が、さまざまな問題となってあらわれる。

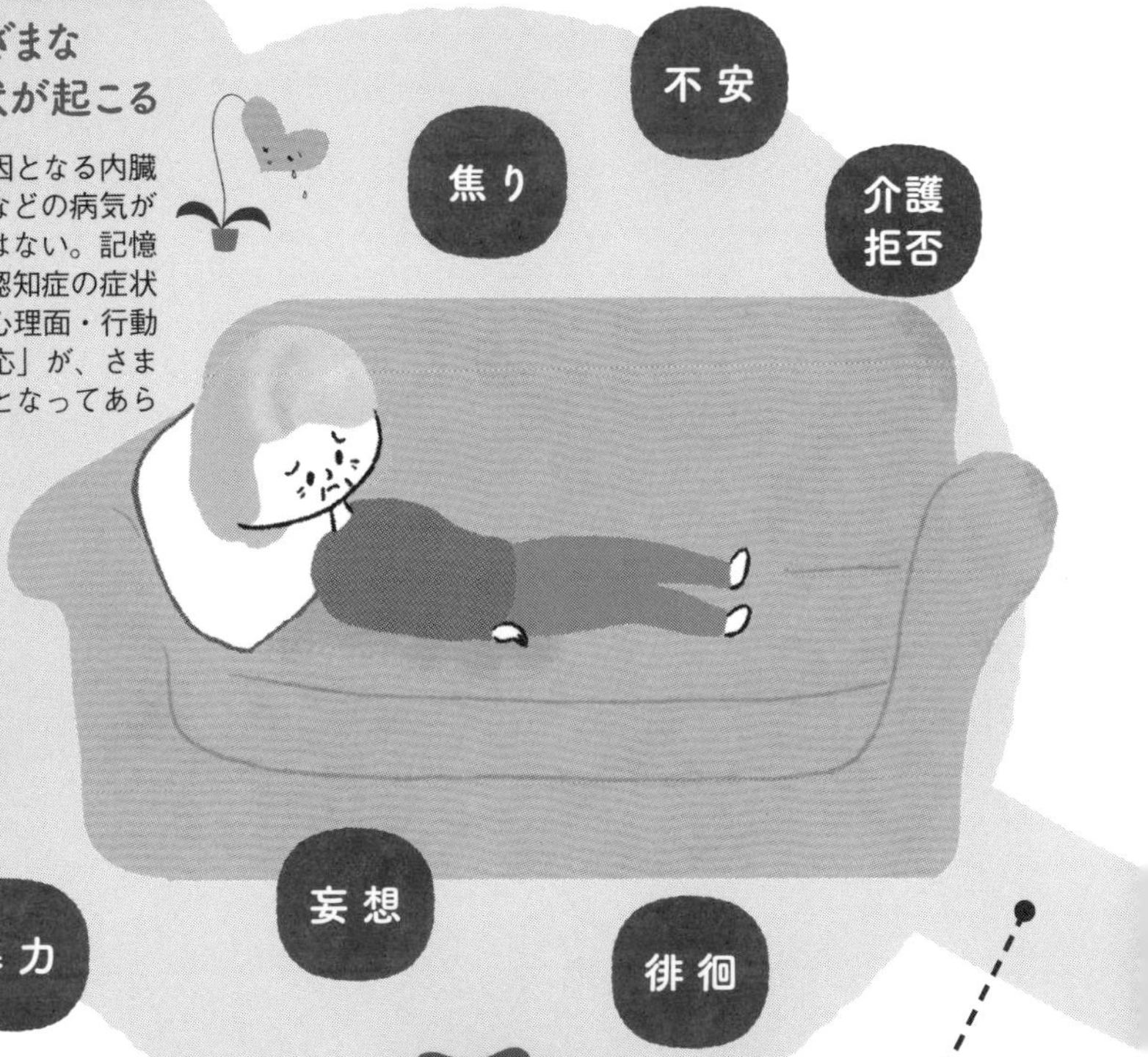

Column

音楽の力でストレス軽減

　気分を変え、脳をリラックスさせるために音楽を流すのもいいでしょう。528Hz の周波数の音楽が「癒しの音楽」として注目されています。日本音楽医療福祉協会の YouTube チャンネルに、私が企画した動画「安心して認知症になれる場所～初恋」https://www.youtube.com/watch?v=G8EhUn7ML40が収録されています。視聴していただければ幸いです。

影響

身体的な症状

高齢になるにつれ、身体機能が落ちていく。また、別の病気をあわせもつ可能性もある。なんらかの身体的な症状があるのに、それをうまく伝えられずに不安や混乱が強まる恐れも。

〈主な症状〉

- □ 睡眠リズムの乱れ
- □ 痛み・かゆみ
- □ 発熱　□ むくみ
- □ 高血糖　□ 便秘
- □ 脱水　□ 残尿感・頻尿 など

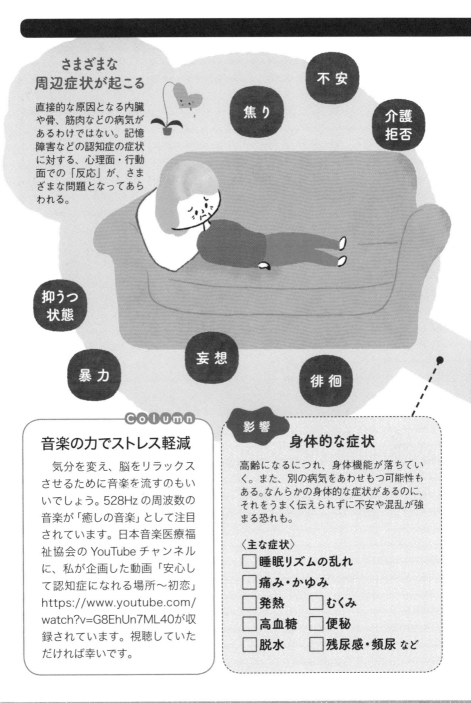

本人の自覚

否定の気持ちとともに、自分を把握する力が失われがちに

認知症の初期にはもの忘れや探しものをすることが増え、徐々に記憶力の低下による食い違いやトラブルが頻発するようになります。

本人も周囲も違和感を覚え始めますが、早期受診には至りません。

本人にも家族にも症状の正確な判断は難しい

おかしいと感じながらも受診しない理由のひとつは、前述したように認知症と診断が下ることへの恐怖感からです。本人はもちろん家族だって「歳のせい」だと思いたいもの。症状を低く見積もりがちになります。

認知症かどうかの見極めはとても難しい、という理由もあります。病気の進行とともに、本人の自覚はますますあやふやになり、症状を自分で説明することが難しくなります。このため、家族に認知症の知識がないと、正しく病状を把握することができません。

本人が受診を嫌がるときは、家族が専門家に相談する方法もあります。

病状の把握は本人&近しい人ほど難しい

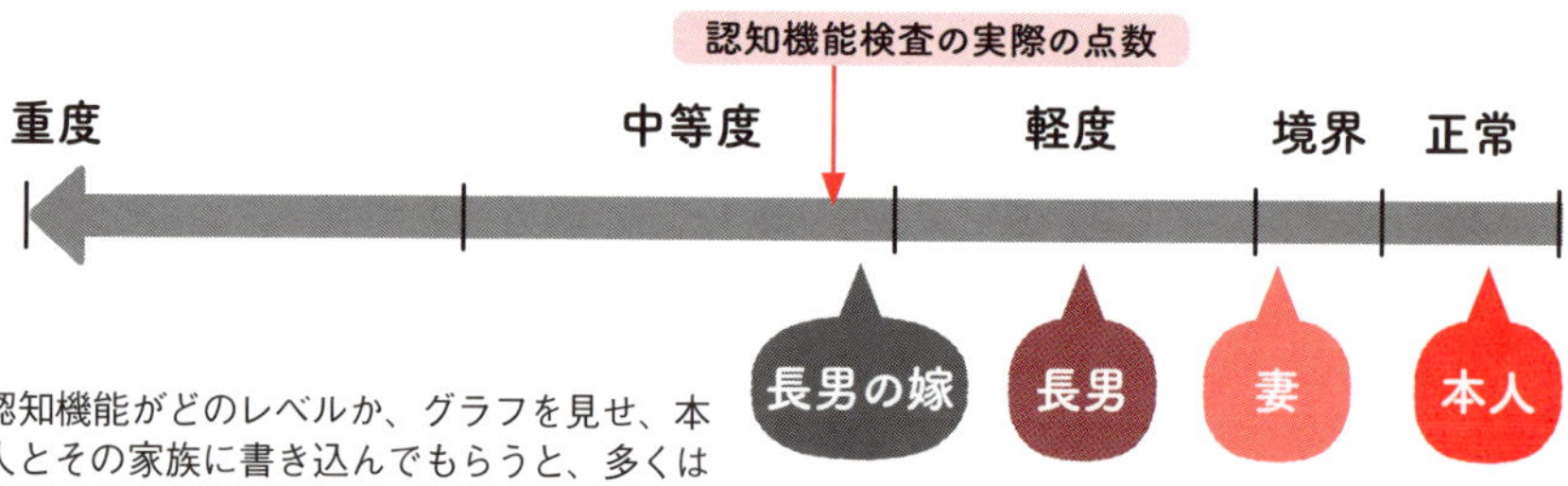

認知機能がどのレベルか、グラフを見せ、本人とその家族に書き込んでもらうと、多くは上記のような結果になる。本人、また近しい人ほど、正確に病状を把握するのは難しい。

その際、認知症のチェックリスト（Ｐ23）を活用しましょう。**本人の日常生活動作がわかれば、間接的に認知機能を調べることも可能です。**

認知症の場合、はやめに対応すれば、周辺症状を防いだり、和らげたりすることもできますから、早期受診をおすすめします。

身体的な不調は自覚できるが、伝えられない

高齢者にはさまざまな身体症状が生じますが、認知症の場合、言葉で伝えられないことも多く、注意が必要です。また認知症の人の身体症状には、周辺症状としての不定愁訴以外に、別の病気が隠れている場合もあります。適切にケアしないとＱＯＬが著しく低下してしまいます。

とくに気をつけたいのが、せん妄という一時的な意識障害です。激しい興奮をともなう場合もあります。一般的には薬の副作用や環境の変化、脱水症状などで引き起こされますが、認知症の合併症としても発症します。せん妄があらわれたら、まずかかりつけ医に相談しましょう。

高齢者は薬の副作用で脱水症状や便秘になることもあります。さらに発熱や便秘、皮膚のかゆみなどで不快なとき、落ち着かずに部屋をうろうろ歩き回る人もいます。家族は、本人の表情や行動をよく観察し、さまざまな可能性を考えながら、身体状況をチェックする必要があります。

こんなことをチェックしてみよう！

- □ 排便は規則正しくある？
- □ 皮膚に湿疹やかゆみは？
- □ 発熱はしていない？
- □ 食事・水分はとれている？
- □ 足のむくみはない？
- □ 睡眠はとれている？

本人の代わりに家族が
判断を下す場面でも
役立ちます！

本人の世界

幻覚、妄想も、本人には事実。まわりが見ている世界とは違う

「昨日できていたのに、なぜ今日できないの？」「どうして嘘をつくんだろう」「突然怒り出すなんて、どうしたの？」……生活をともにしていると不可解なことが多々起こります。これは認知症の人のいる世界が、そうではない人の見ている世界と少し違っているからです。

記憶がパッと消えてしまう世界に生きている

認知症の人は、直前のことを忘れます。「今日は何日」と数分おきに聞かれたら、怒りたくなるかもしれません。でも認知症の人にとって、数分前のできごとはもう消えているのです。いつも「初めて」の質問なのです。「ごはんまだ」と聞くのも、ごはんを食べた記憶がないから。「ごはんを食べていない」のは本人にとって事実なのです。

つくり話（作話）で自らの失敗を家族のせいにすることもあります。これも抜け落ちた記憶を、イメージや思い込みで補うためです。本人の

作話や妄想で補おうとする

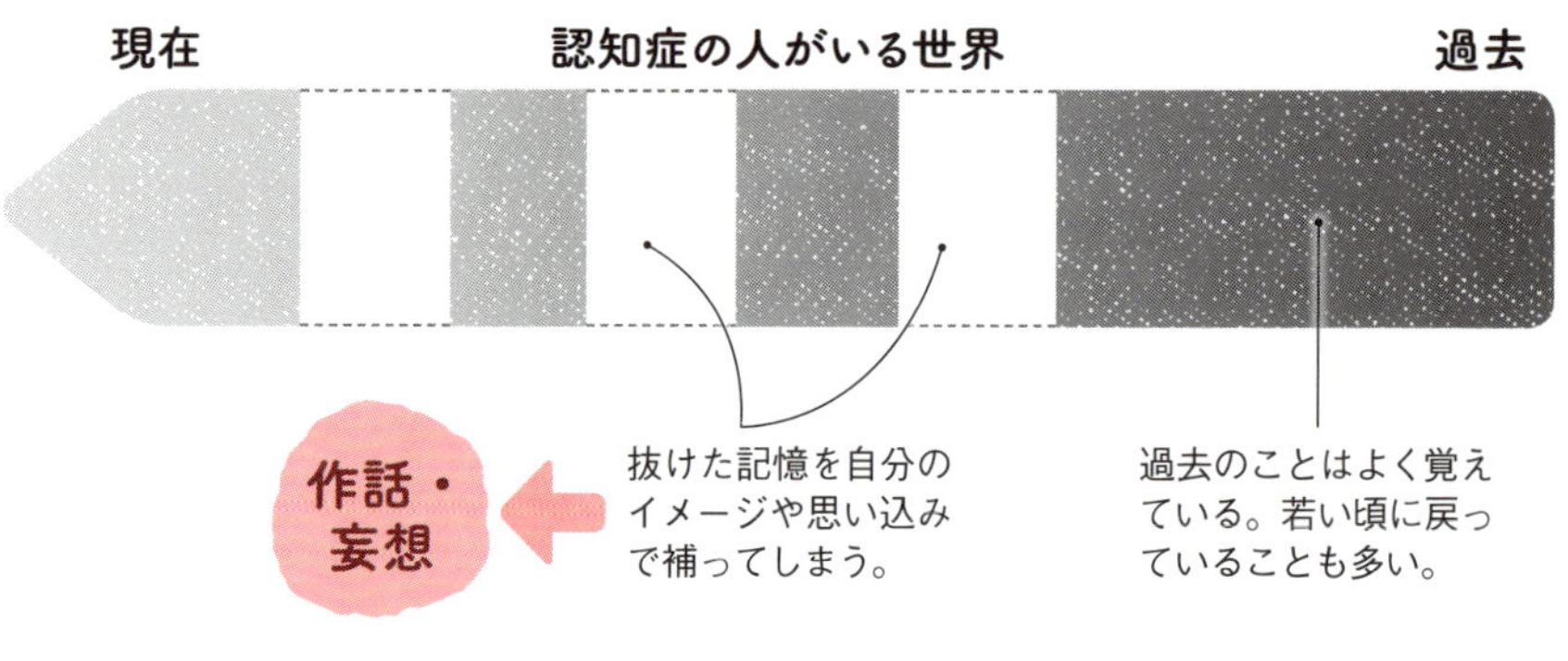
現在
認知症の人がいる世界
過去
作話・妄想
抜けた記憶を自分のイメージや思い込みで補ってしまう。
過去のことはよく覚えている。若い頃に戻っていることも多い。

世界のつじつまを合わせるには、作話が必要なのでしょう。不利なストーリーでは、その世界の居心地がわるくなります。**嘘は、誰もがもつ自己防衛本能がつくり出すもので、嘘をつきたいわけではありません**。

家族が否定しても、本人はいやな気分が増すだけです。認知症の世界観を理解し、「説得」ではなく、本人が「納得」する形で話をしましょう。

妄想は不安やつらさから身を守るための手段

認知症の人の世界では、見えないものが見えることもあります。幻覚も、妄想も、本人には現実。否定は慎重にしたほうがいいでしょう。

よくあるのが、家族が財布を盗んだという「ものとられ妄想」。財布の場所がわからないとき、家族間にわだかまりがある場合、素直に頼りたくない思いから生じることも。また、家族に不安を訴えたい気持ち、忘れたことを認めたくない気持ちから生じることもあります。**妄想は、不安やつらさから身を守るために心が生み出す手段のひとつです**。

嫌疑をかけられた人は傷つきつらいはず。それでも否定せずに、一緒にものを探すなどやさしく対応してみましょう。**気持ちが落ち着き、妄想が減ることもあります**。認知症の進行にともない、幻覚や妄想は薄れていくことが多いものです。

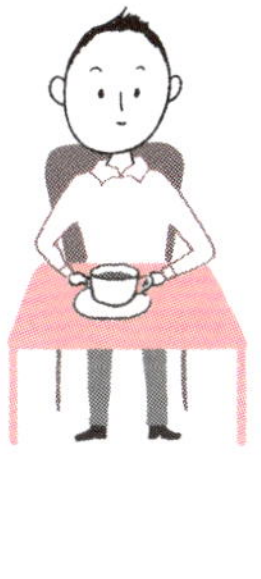

鏡や人形に話しかける鏡現象・人形現象

進行したアルツハイマー型認知症に、しばしば鏡に向かって話をする「鏡現象」があります。また女性の場合、人形を自分の子どもだと思い世話する「人形現象」も。会話を楽しんでいるようなら、その世界を尊重して見守りましょう。

認知機能のとらえ方

「できないこと＝わるいこと」と とらえないようにする

認知症が進むにつれて、記憶力や言語能力はますます衰えていきます。それは、社会生活を営むうえでは不便なことかもしれません。しかし、決してわるいことでも恥ずべきことでもありません。

できないことを、そのまま受け止める

例えば、足をけがして不自由になれば、杖や車いすで機能を補い、バリアフリーにして過ごしやすい環境を整えます。認知症のケアも、それと同じ。できないことを受け止め、補うという考え方が基本です。

すでに脚を失ってしまっている人に、両脚で歩く訓練をしないように、認知機能が低下した人に、記憶力を元通りにする訓練を強いても意味がありません。それよりも、現状を見極めながら、足りないところを補うようなケアをしていきます。

認知機能をチェックするのは、症状を正確に把握し、適切なケアをす

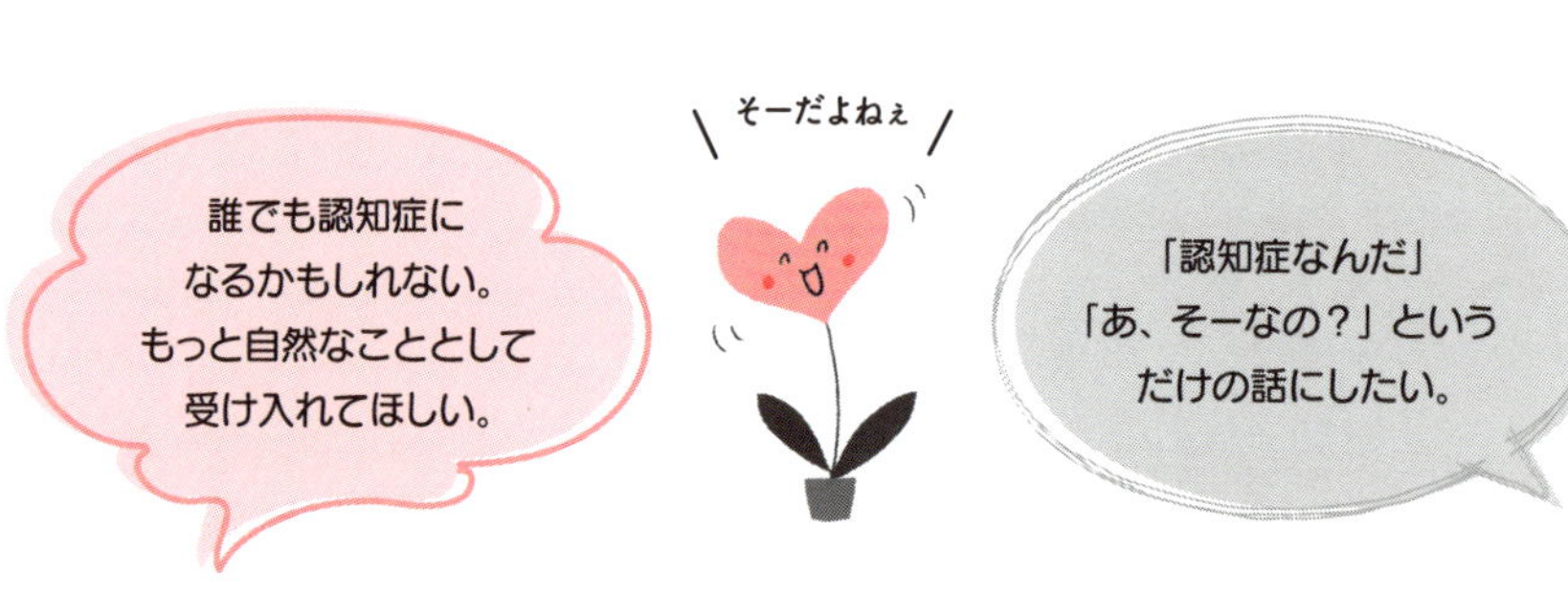
誰でも認知症に
なるかもしれない。
もっと自然なこととして
受け入れてほしい。
そーだよねぇ
「認知症なんだ」
「あ、そーなの？」という
だけの話にしたい。

るためです。評価で一喜一憂するものではありません。目的はありのままを受け止め、穏やかな生活をサポートすることです。

右脳の機能は相対的に活発になる

言葉が思うように出せなかったり、会話がかみ合わなかったりすることもあります。でも、なにもわかっていないわけではありません。

認知症では、言葉を司る左脳の機能低下にともない、右脳の機能が相対的に活発になる傾向があります。右脳が活発になると、周囲の雰囲気を敏感にキャッチします。あたたかい気持ちで接しているのか、事務的な態度をとっているのかが、より一層わかるようになるのです。

認知症の人が、つくり笑いで表面的な態度をとった相手に、「あなたは目が笑っていない」などと鋭い言葉を投げかけた話があります。また、デイサービスで不快な思いをしたために「二度とあそこには行かない」と、拒否するようになった話も。感覚的な記憶が残ったためでしょう。

認知症になると記憶のアウトプットがしづらくなりますが、すべての記憶が消えるわけではありません。認知症の人がふと以前の状態に戻り、家族と昔のように会話するという例は多く見られます。積み重ねてきた人生の記憶や経験は、本人のなかで失われていない証といえるでしょう。

右脳と左脳の働き

左脳
言葉や会話
数学
記憶
分析
推理
●考える
●論理的に分析する
右脳
身体感覚
イメージ
空間・図形
音楽
感情
●感じる
●イメージする
●ひらめく

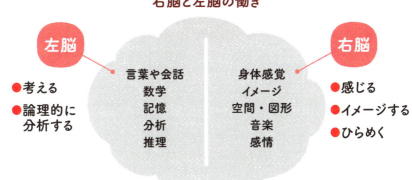

家族に求められること

これまでの「当たり前」をリセット。本人がいままでできることを見極める

認知症の告知は、本人にはもちろん、家族にも強い衝撃を与えます。なによりつらいのは、頼れる存在だった両親や配偶者のイメージが、どんどん崩れていってしまうこと。家族はみんな、これまで抱いてきたイメージの喪失感にさいなまれます。

あいまいな喪失体験は家族にとってもつらいこと

家族の心境は、戸惑いから否定、混乱を経て、やがてあきらめから受容の境地へと変化していきます。どんな人でも、初めから受容できる人はいませんが、心のなかで悩み、苦しむうちに、多くが本人のありのままの姿を認めて受け入れるようになるものです。

ただし、受容に至るまでの道筋で、抑うつや不安症状に陥り、精神が不安定になる家族が多いのも事実です。外見は変わらないのに、当たり前にできていたことができなくなっていく本人の姿を目の当たりにし、

喪失体験を経た家族の心の変化

Step1 戸惑い・否定
いままで当たり前にできていたことが、できなくなっていることに、戸惑いや否定的な感情をもつ。

Step2 混乱・怒り・拒絶
どうしてできなくなったのか受け入れられず、混乱や怒り、拒絶の気持ちがわく。本人にきつくあたることも。

Step3 あきらめ、または割り切り
認知症の知識を得て、同じ状況の患者さんや家族がいることを知ることで、抗っても仕方ないと思うようになる。

Step4 受容
現状を受け入れ、この先どのようにしたら本人も自分たち家族も前向きに暮らしていけるかを考えられるようになる。

「どうしてできないの！」といらだつのも仕方ありません。怒って後悔しては「なぜ我が家だけが」と、落ち込みがちになります。

できるだけ早期に気持ちを立て直し、介護の体制を整えるには、過去のイメージにとらわれるのをやめること。そのためには、まず認知症が脳の障害であることを正しく理解し、専門家に相談し、必要なサポートを受けることが重要です。

いまできること、できないことはなにか

認知症になって記憶が失われていっても、できることはたくさん残されています。なかでも楽器の演奏や編みもの、自転車や水泳など体で覚えたものは「手続き記憶」といい、他の記憶が失われても忘れません。

例えば、なにもできないと自信をなくしていた女性に、デイケアサービスで得意な歌を披露してもらったところ、驚くほど表情が生き生きしたという話もあります。自信が回復すれば、心の安定につながり、周辺症状も抑えることができます。

本人は、自分の状態を客観的に把握することは困難です。家族が本人の好きだったことや得意だったことを思い出し、サポートしながら挑戦させてあげるのがいいでしょう。

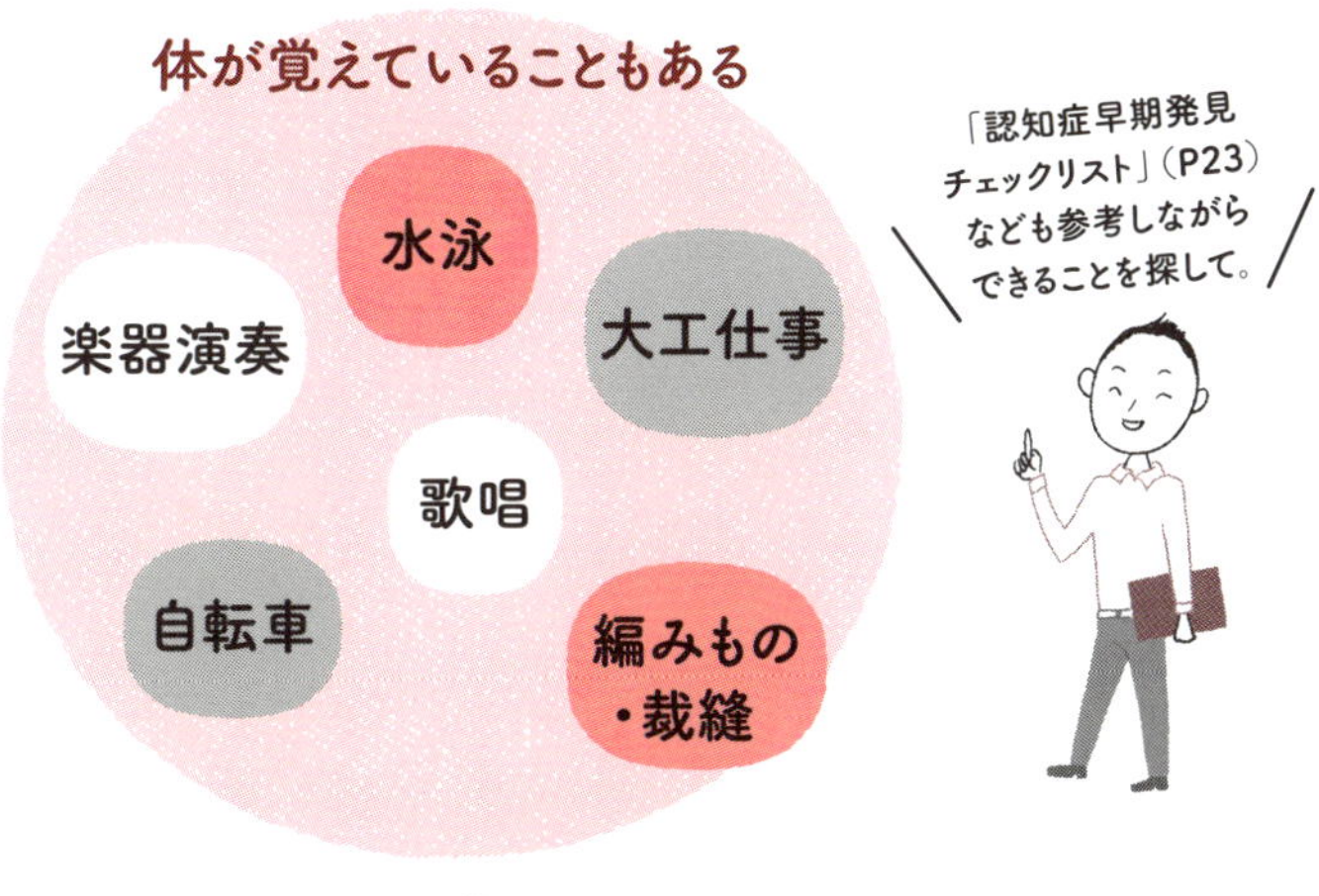
体が覚えていることもある
水泳
楽器演奏
大工仕事
歌唱
自転車
編みもの・裁縫
「認知症早期発見チェックリスト」（P23）なども参考しながらできることを探して。

記憶にはいくつかの種類があり、「手続き記憶」と呼ばれる、反復練習などによって得る認知技能の記憶は、認知症になっても失われにくい。

Doctor's VOICE

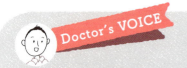

関係のわるかった娘さんが介護者に。母親に対する見方が変わった

家族だからこその複雑な気持ちがある

家族による介護は、一見理想的ですが、家族だからこそ難しいこともあります。例えば、しっかりしていた親や配偶者が日に日に変わっていく姿を見るのは、誰でもつらく、心の負担になります。

また、長年生活をともにしてきた家族ならではの複雑な感情が、介護に影響することもあります。

若い頃、配偶者に浮気されたことが心の奥にくすぶっていて、嫉妬妄想になって配偶者の行動を制約する患者さんもいます。またその逆で、浮気をされた配偶者が、介護に強いストレスを感じることも。

介護者である息子さんが、幼い頃のお父さんの態度が許せずに、認知症になったお父さんにつらくあたってしまうというケースもあります。

介護をきっかけに親子関係が変わることも

一方で、介護をきっかけにいい関係をとり戻す家族もあります。

娘さんは、お母さんの介護をしていました。自分を置いて家を出ていた過去があり、疎遠だったといいます。ところが、認知症になり身寄りがないため、娘さんが世話をすることになったそうです。

当初「私がやらざるを得ないんですよねぇ」と、こぼしていたのですが、やがて熱心に介護するようになりました。

聞いてみると、娘さんはかつて、自分がお母さんに嫌われていると思っていたのに、世話をしに家を訪ねるたびに喜ぶお母さんの顔を見て、気持ちがほぐれたのだそうです。認知症になったことで、お母さんはきつさがとれたとのこと。介護は家族の関係を変化させることがあるのです。

Part3

ありのままを認め、欠けていく機能を補う

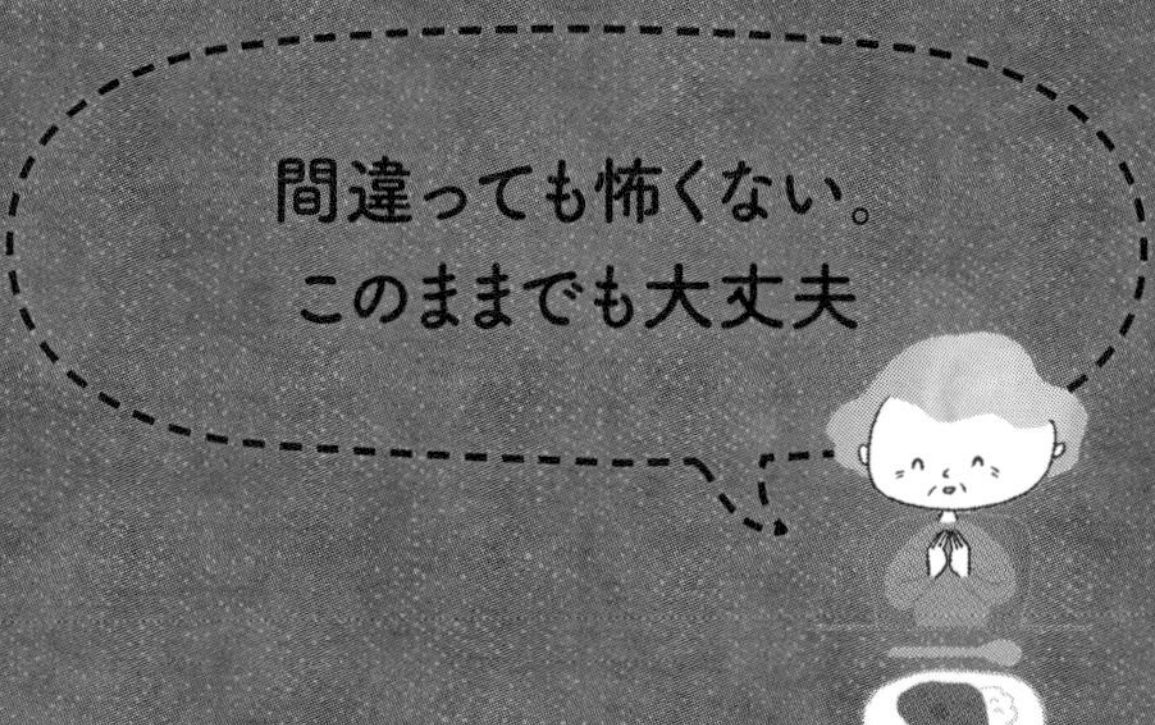

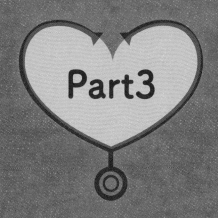

前向き、後ろ向き、否認の気持ちが入り乱れる

「もしかして……」が事実になるショック

どんなに覚悟をしていたつもりでも、実際に認知症と告知を受けたときのショックは、計り知れません。人生は終わったと絶望感に打ちのめされる。絶対治してみせると闘志を燃やす。そんなことはありえないと否認する。いくつもの感情が心に生まれては消え、複雑に入り乱れます。

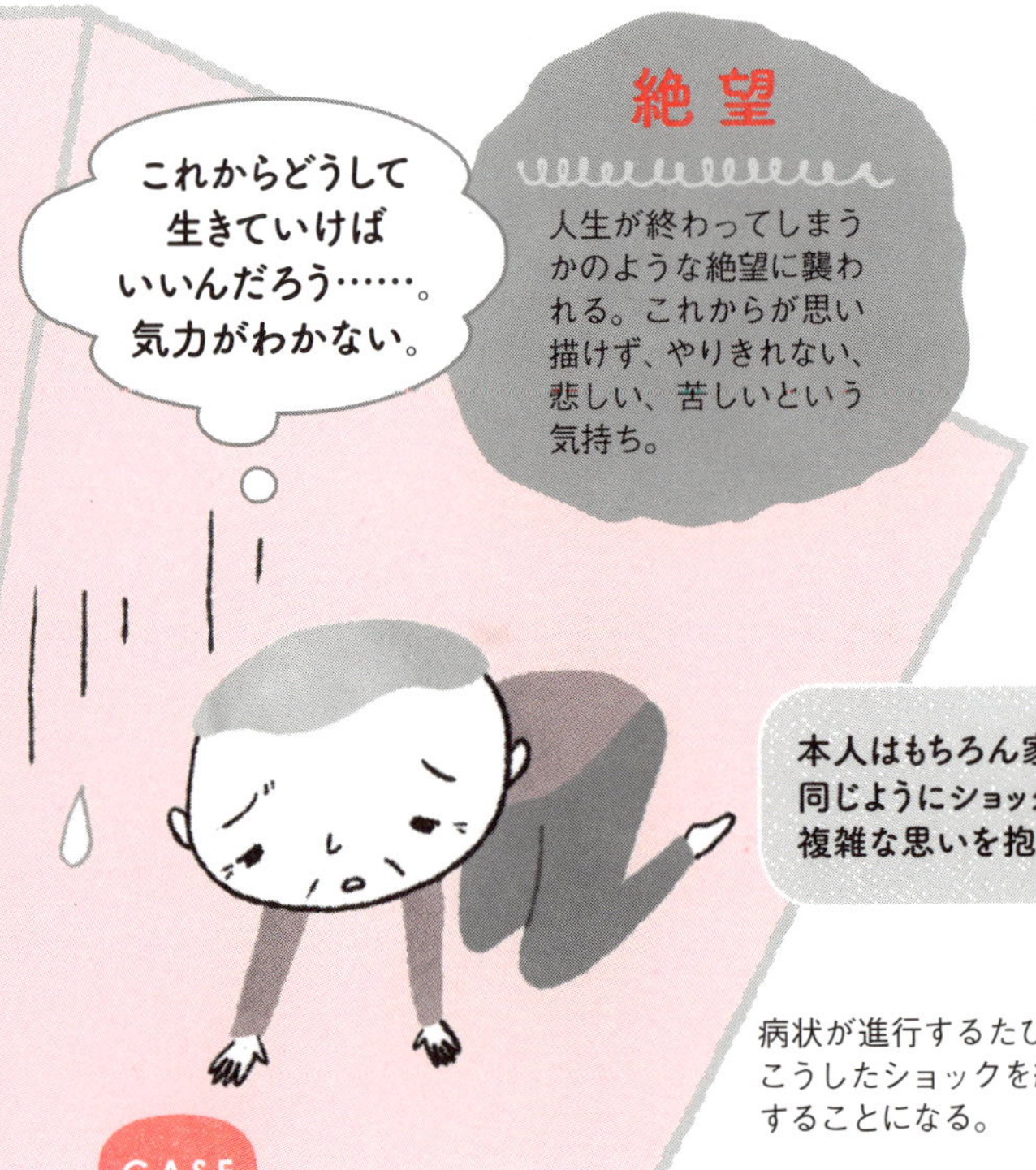
これからどうして
生きていけば
いいんだろう……。
気力がわかない。
絶望
人生が終わってしまうかのような絶望に襲われる。これからが思い描けず、やりきれない、悲しい、苦しいという気持ち。

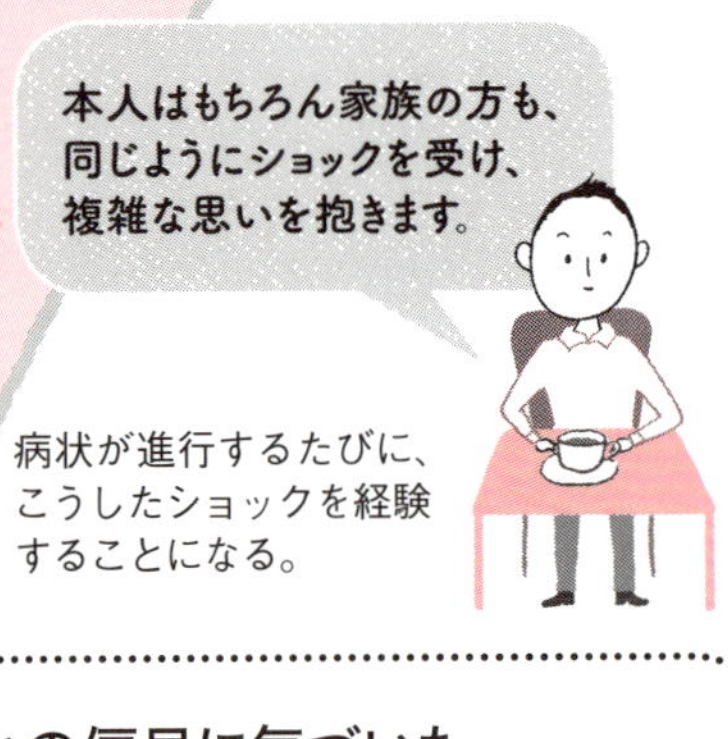
本人はもちろん家族の方も、
同じようにショックを受け、
複雑な思いを抱きます。
病状が進行するたびに、
こうしたショックを経験
することになる。

CASE

告知から数年経って、自分のなかの偏見に気づいた

軽度認知障害（MCI・P78）と告知され１年。当時の絶望は、自分が認知症に抱いていた偏見によるものだったと気づきました。認知症の人も自分の人生を生きています。偏見が減ることを願っています。

ひとりにしない、ひとりにならない

　性格や症状によっては、告知のショックが本人にとって大きなストレスとなり、認知症が悪化することもあります。本来なら支えるのは家族の役目ですが、告知で衝撃を受けるのは、家族も同じ。すぐに気持ちを切り替えてサポート体制を整えるのは難しいでしょう。こんなときは、家族だけで悩みを抱え込まないこと。医療や介護の専門家に助けを求めて、不安なことやわからないことは、なんでも相談してください。

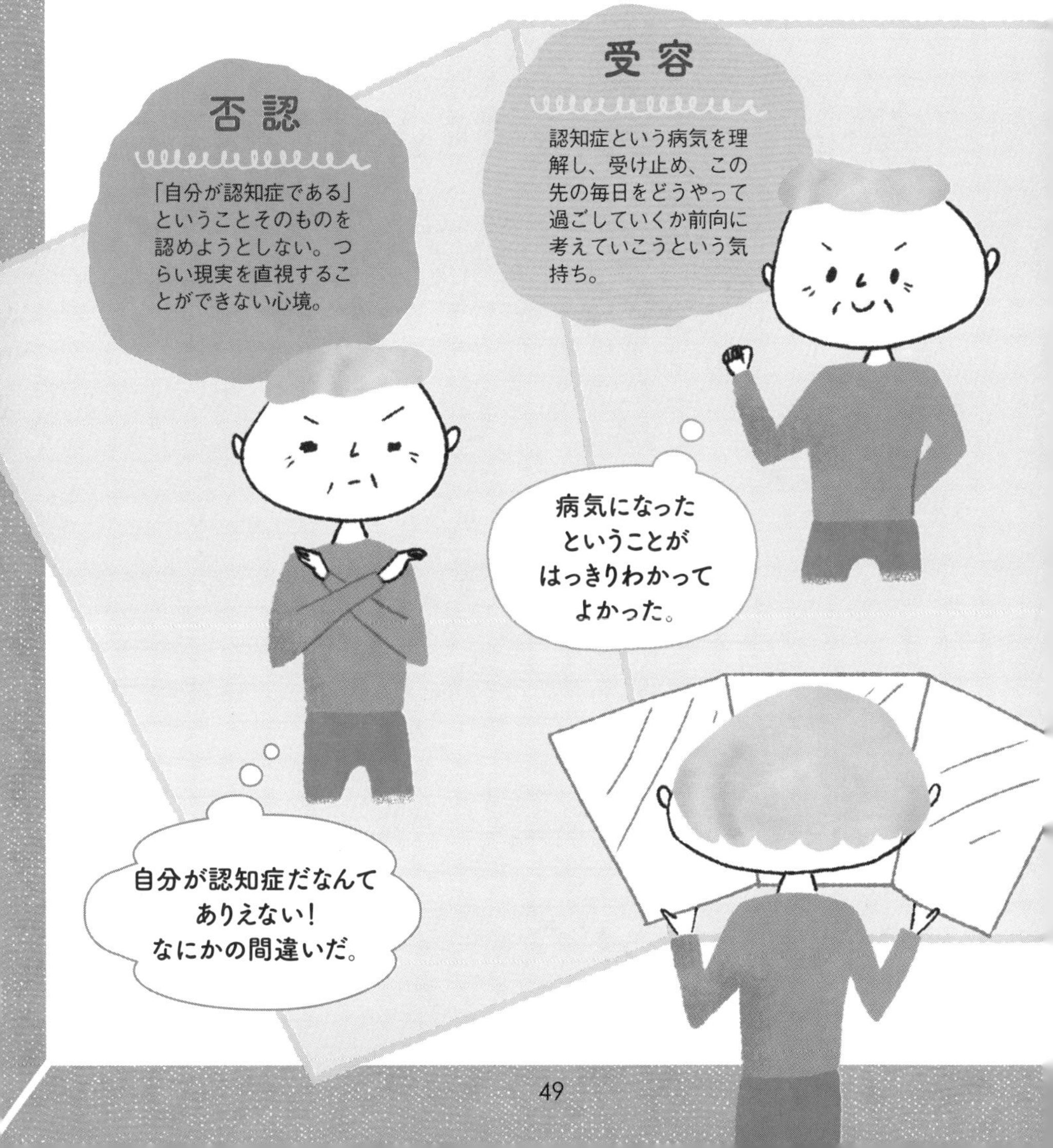
受容
認知症という病気を理解し、受け止め、この先の毎日をどうやって過ごしていくか前向きに考えていこうという気持ち。
否認
「自分が認知症である」ということそのものを認めようとしない。つらい現実を直視することができない心境。
病気になったということがはっきりわかってよかった。
自分が認知症だなんてありえない！なにかの間違いだ。

「忘れてもいいんだ」と安心できれば、症状が和らぐことも多い

安心感と自尊心を保てる環境をつくる

軽度認知障害や認知症初期の段階では、本人にも自覚があり、記憶が失われていくことへの不安感が募ります。そんな寄る辺ない気持ちを支えるために、安心できる環境を整えて。家族は「忘れても大丈夫」と伝え、起こることを淡々と受け止め、穏やかな雰囲気をつくりましょう。自分でできることはやってもらい、自尊心を傷つけないよう配慮します。

Key word 1

「大丈夫、大丈夫」

「忘れても大丈夫」「失敗しても大丈夫」だと、ことあるごとに伝える。本人がしくじったときには、騒ぎ立てず、本人に意識させないように手を貸す。認知症の人は相手の態度や表情に敏感。にこやかに穏やかに接する。

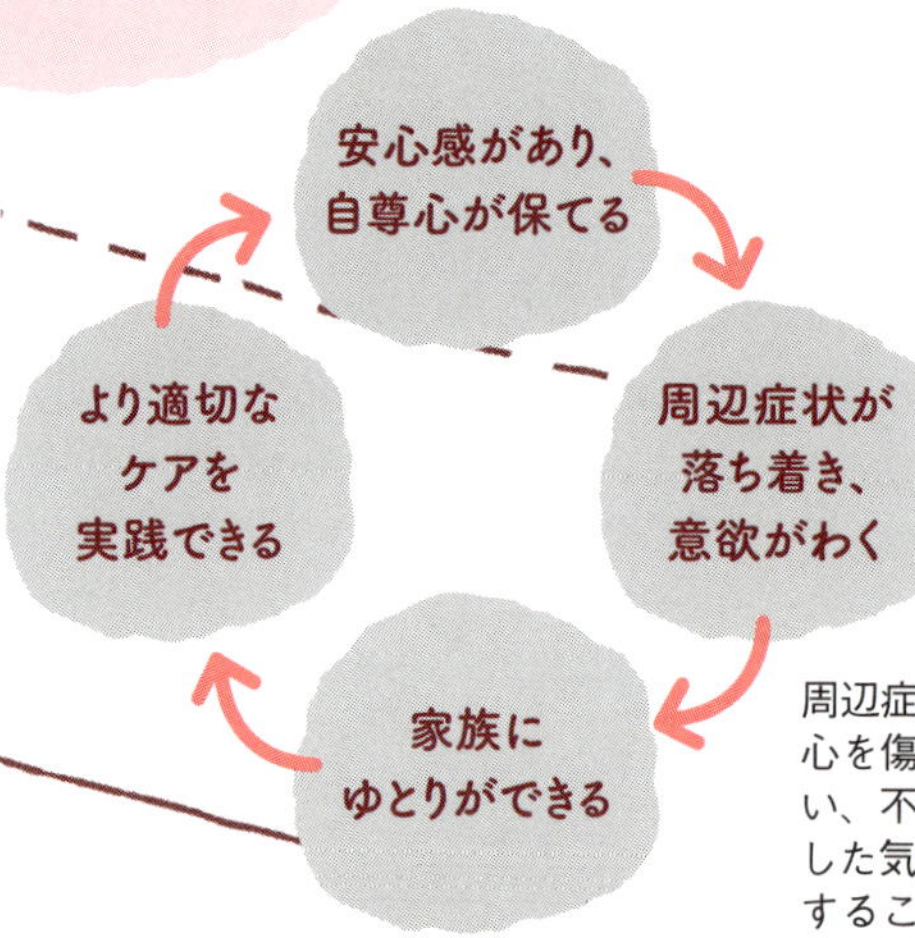
安心感があり、
自尊心が保てる
周辺症状が
落ち着き、
意欲がわく
家族に
ゆとりができる
より適切な
ケアを
実践できる

周辺症状の背後には、自尊心を傷つけられたという思い、不安がある。まずそうした気持ちを理解し、ケアすること。適切な対応が、よい循環を生む。

Key word 2

「ゆっくり、ゆっくり」

なにをするにもせかすのは失敗の元になる。「ゆっくり着替えて」「ゆっくりお風呂に入って」「焦らなくていいからね」「待っているから平気だよ」と声をかけて安心させて。時間がかかっても、本人が自分でできれば自信がわき、自尊心も保てる。

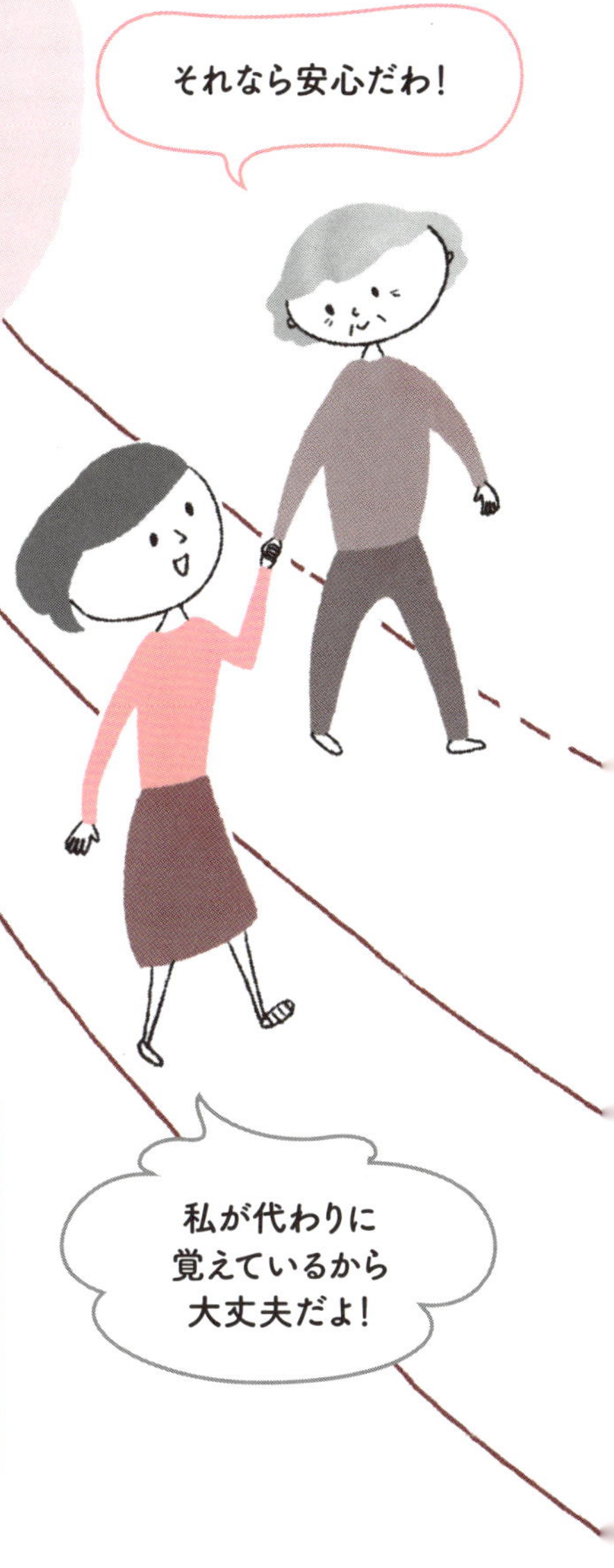
それなら安心だわ！
私が代わりに
覚えているから
大丈夫だよ！

Key word 3

「ありがとう」

初期段階の場合はとくに、本人が「家族に迷惑をかけている、お荷物になっているかも」と気になっているもの。本人にできることをしてもらい、家族は感謝の気持ちを伝える。本人は「ここにいてもいいんだ」「生きていてもいいんだ」と自分の存在を認めることができる。

Column

居室の環境も快適に整えて

心理面だけでなく物理的な居室の心地よさも大切です。生活空間の温度と湿度に気を配り、温湿度計でチェック。

高齢者の部屋のテレビは、音量設定が大きすぎることも。頭痛などの原因にも。家族がきちんと調節しましょう。

相手が驚かない、あきれないとわかれば、ありのままでいられる

本人の気持ちや行動をそのまま受け止める

周囲の対応によって、気持ちは大きく変化します。自分が失敗しても、家族が驚いたり怒ったりしないとわかれば安心でき、とり繕いや妄想が減ります。

無理強いには反発したくなりますが、気持ちに寄り添いありのままを受け止めてくれれば、素直になれます。やさしくされればやさしくなれるという人間関係の原則は、認知症になっても変わりません。

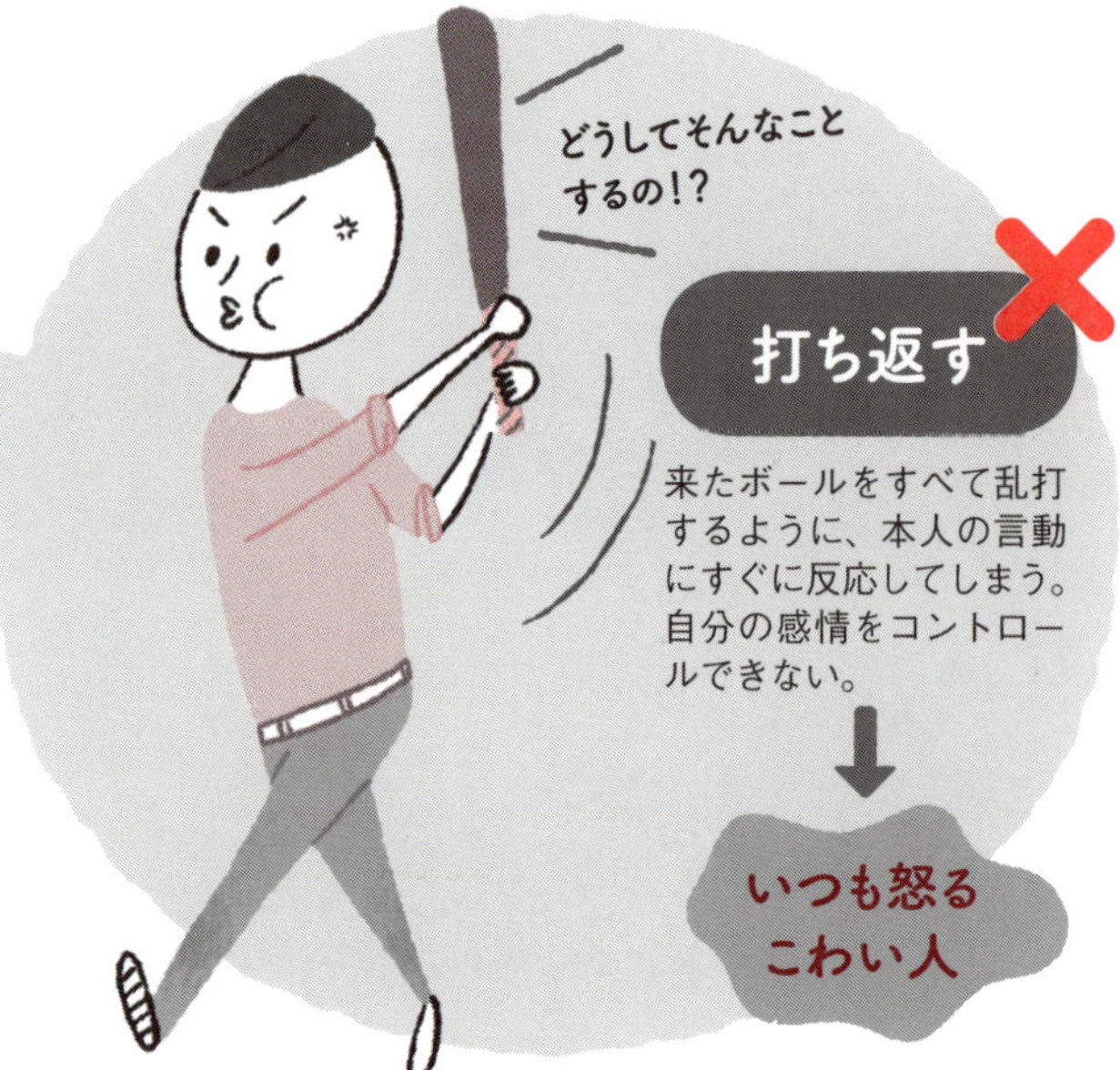

どうしてそんなこと
するの!?
打ち返す
来たボールをすべて乱打するように、本人の言動にすぐに反応してしまう。自分の感情をコントロールできない。
いつも怒る
こわい人

失敗はさり気なくフォローする

指導したり、批判したりしない。いつも忘れてしまうなら先回りをして記憶のヒントになるようなキーワードを挙げ、フォローする。

「今日は○日だよね、
いまは○○の時間だね」

（あ、そうか！）

Column

排泄ケアは、とりわけさり気なく行って

排泄行為は人に見られたくないものです。介助が必要でも、本人の自尊心を傷つけない配慮を。「たくさん出たわね」などの感想は不要。いつも通りの表情で、さり気なく「すぐに片づけますよ」と淡々と。

こんな対応はやめて!

ケアする家族が忙しかったり、イライラしたりしていると、ついやってしまいがちな対応。本人を傷つけ、落ち込ませることにつながるので気をつけて。

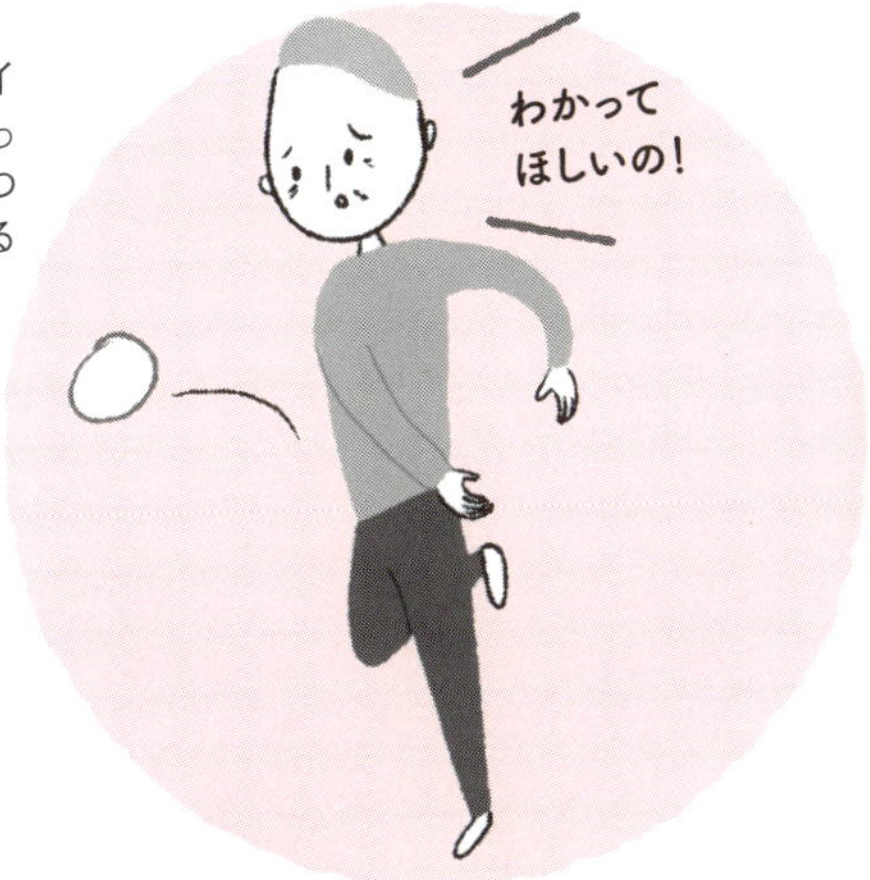

- 失敗したときに厳しく注意する
- 子ども扱いする
- ぞんざいにもの扱いする
- 「～しないと～してあげない」など交換条件をつきつける
- 居場所をおびやかすような言動をする
- 本人の抱く「実感」を認めない
- 「はやく!」「急いで」とせかす
- 無理強いする
- 無視・放置、後回しにする など

対応をCHANGE

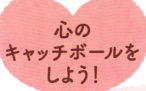

心のキャッチボールをしよう!

その人の世界に合わせる

現実にそぐわない言動があっても、否定しない。本人のいる世界を尊重し、その世界のなかで理解できるように話す。

例えば……

「仕事に行かなくちゃ」

「今日はお休みの日だから行かなくてもいいんだよ」

（家にいるのに）「帰らなくちゃ」

「お茶だけでも飲んでいってください」

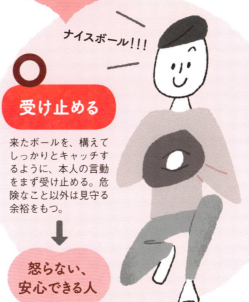

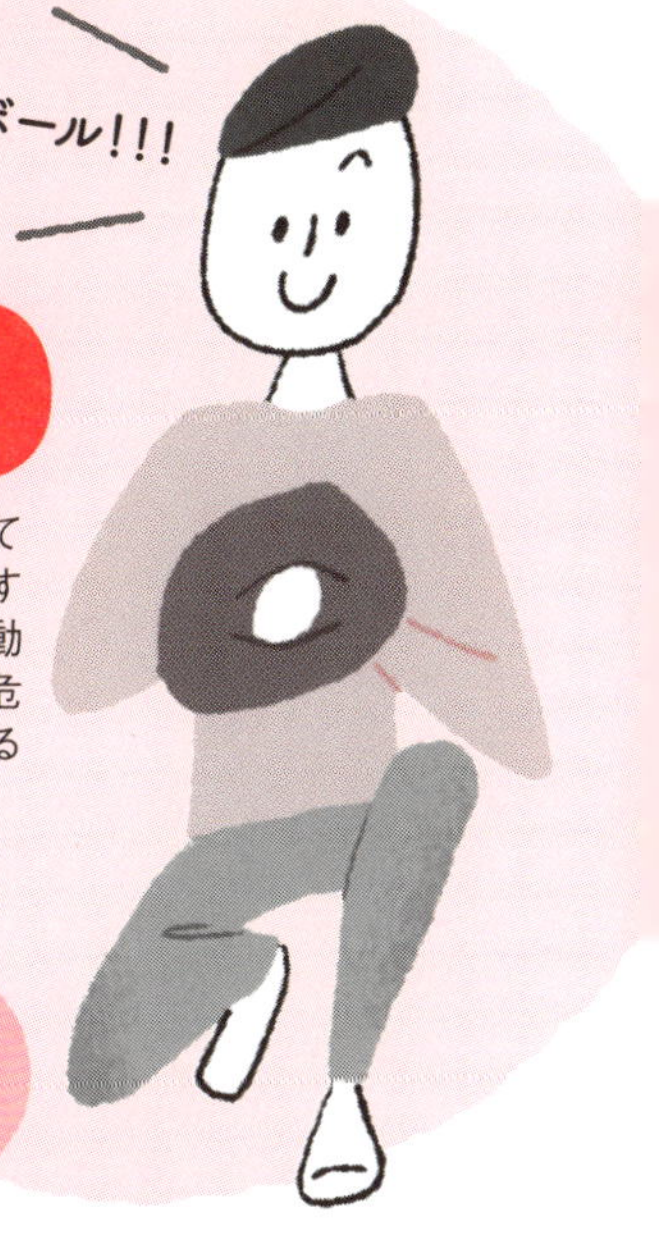

○ 受け止める

来たボールを、構えてしっかりとキャッチするように、本人の言動をまず受け止める。危険なこと以外は見守る余裕をもつ。

↓

怒らない、安心できる人

ほかの障害と同じ。
不自由なことに対して手助けをする

できないことだけをサポートする

足の不自由な人に階段で手を貸せば助けになりますが、車で送迎ばかりしていたら、筋力が失われてしまいます。認知症でも、周囲があらゆることをやってしまうと、気力も体力も萎えていきます。

できないことに対して手を貸すように努めましょう。自分でやった喜びが、自尊心を満たします。

なにを買えばいいんだっけ？

今日はカレーをつくろう！

目標を決める

計画を立てる

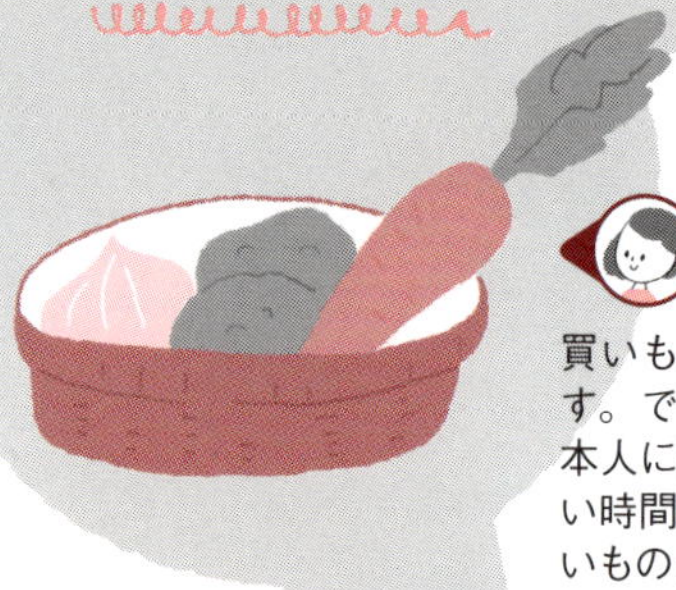

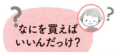

ここでサポート

買いものリストをつくり渡す。できれば一緒に行き、本人に選ばせる。人の少ない時間帯だと落ち着いて買いものができる。

どんな形に切るんだっけ？

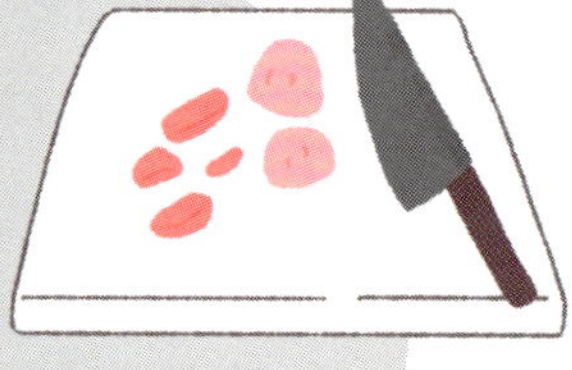

計画を実行する

ここでサポート

包丁を持ち、メニューに合った切り方を見本としてやってみせ、本人にも真似するようにすすめる。

なにに困っているのか、よく観察し、サポートしましょう。

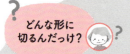

一連の動作がスムーズにできなくなる

認知症では記憶障害、見当識障害、実行機能障害などが入り混じり、一連の作業ができなくなることがあります。しかし、その作業のなにに困惑するのかを観察、特定し、手助けすれば、作業全体をスムーズに行えるようになります。料理がつくれないなら、料理の作業手順を分解して観察します。買うものがわからないなら、家族がリストをつくればいいのです。先回りして次の作業を示せば、残りの手順を思い出すこともあります。

Column

日によって、できることとできないことがある

多くのことをスムーズにやり遂げられる日もあれば、うまくできなくなる日も。できる、できないの変動自体が、認知症の症状のひとつなのです。病気ゆえのことだと割り切って、起きたことを受け止めましょう。

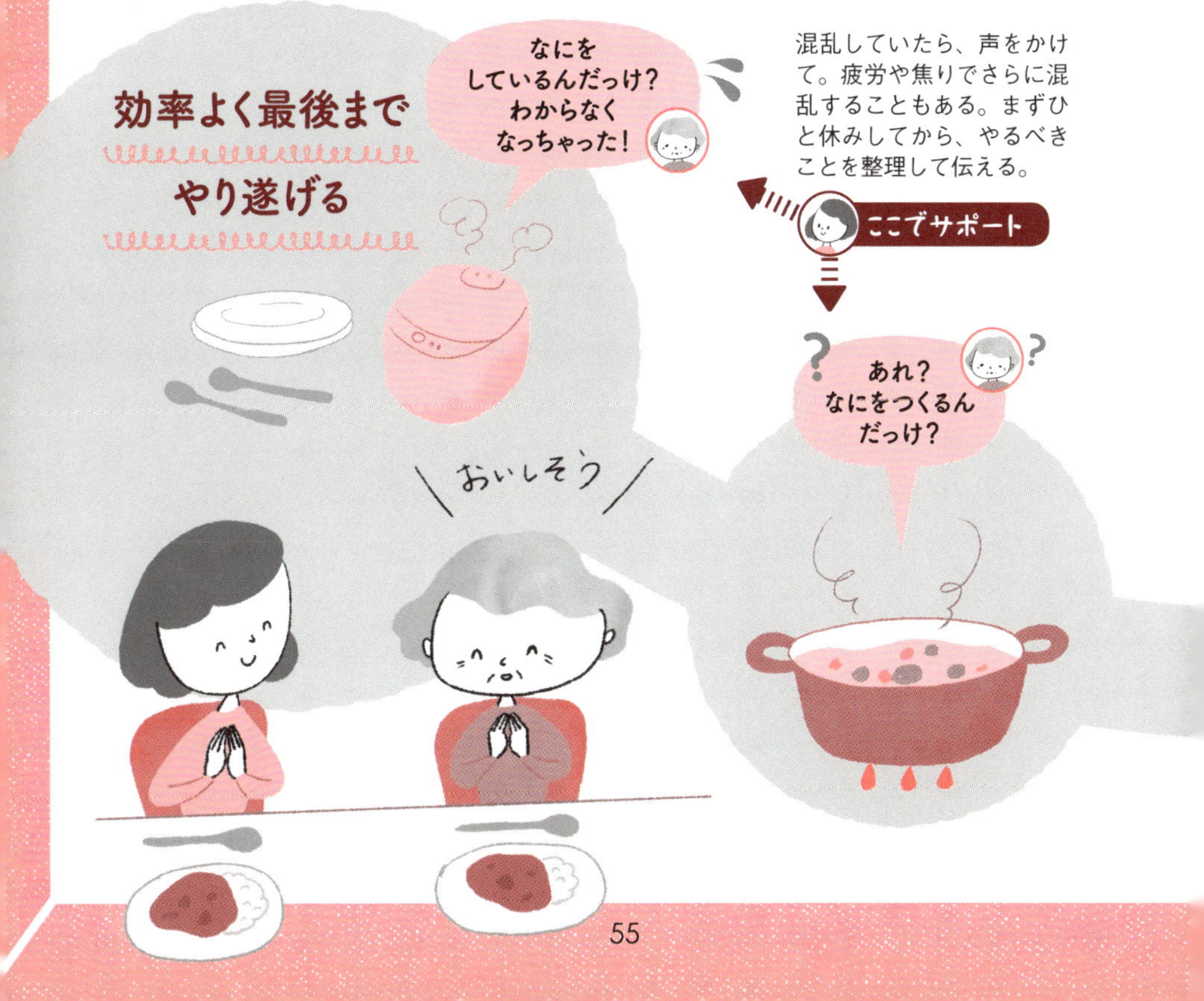
効率よく最後まで
やり遂げる
なにを
しているんだっけ？
わからなく
なっちゃった！
混乱していたら、声をかけて。疲労や焦りでさらに混乱することもある。まずひと休みしてから、やるべきことを整理して伝える。
ここでサポート
あれ？
なにをつくるん
だっけ？
おいしそう

先回りして不安を減らし、生活しやすくする

4つの不安をとり除く

もの忘れを始めとする認知症の中核症状は、生活に大きな支障を生み、４つの不安を生み出します。先回りして対策をとれば、トラブルを未然に防ぎ、不安を減らすことができます。スケジュールや身の回りの品は、本人が管理できるように工夫します。

認知症は進行する病気です。症状の変化を見逃さず、定期的に適したケアをしていきましょう。

1 すぐに忘れてしまう不安

対応1 情報量は少なく、繰り返し伝える

情報が多すぎると混乱するので、要点を絞る。一文を２語程度に短く区切って繰り返し、確認しながら話を進める。文字を見せたほうが理解できることも。

必要数量を絞る

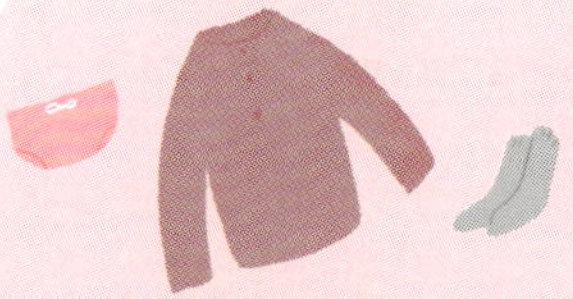

１週間の必要な洋服を限定。組み合わせなどで迷わないようにすると、本人でも管理しやすい。

注意書きを貼る

「節水」「節電」「火の元確認」など、簡潔な言葉で注意書きした貼り紙を用意する。

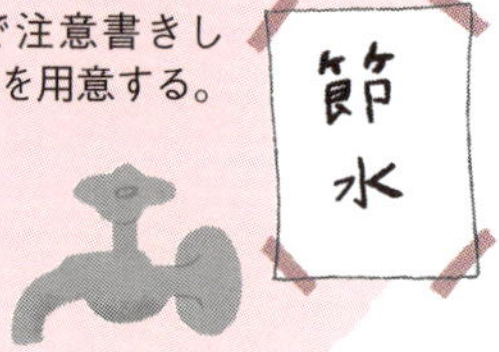

対応2 メモ化して、不要になったら×印

大事なことはメモし、決まったところに貼るか、カレンダーに書き込む。不要になったら、混乱しないように×印をつける。

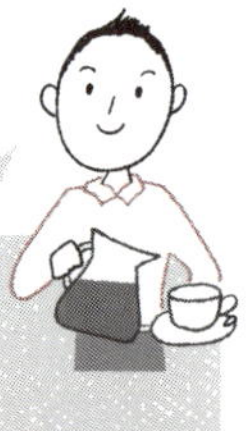

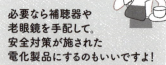

必要なら補聴器や老眼鏡を手配して。安全対策が施された電化製品にするのもいいですよ！

2
失敗したら……見捨てられてしまうかもしれない不安

不安のサイン

なにか言わなければならない、しなければならないとき、家族を振り返って確認するようなしぐさを見せたら、不安のサイン。

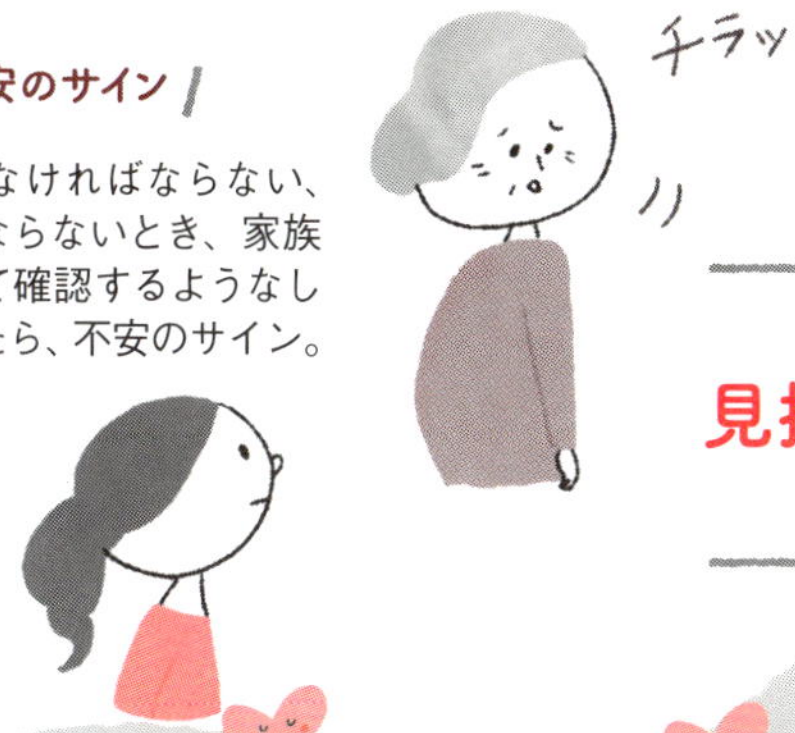

対応1　体に触れ、寄り添う

ゆっくり話を聞いてうなずき、大丈夫だよと伝える。手を握ったり、肩に手を添えたりするタッチケアも有効。

対応2　呼ばれる前に声をかける

見捨てられるのではという不安から、家族を呼びつけることも。呼ばれる前にやさしく声掛けして安心させる。

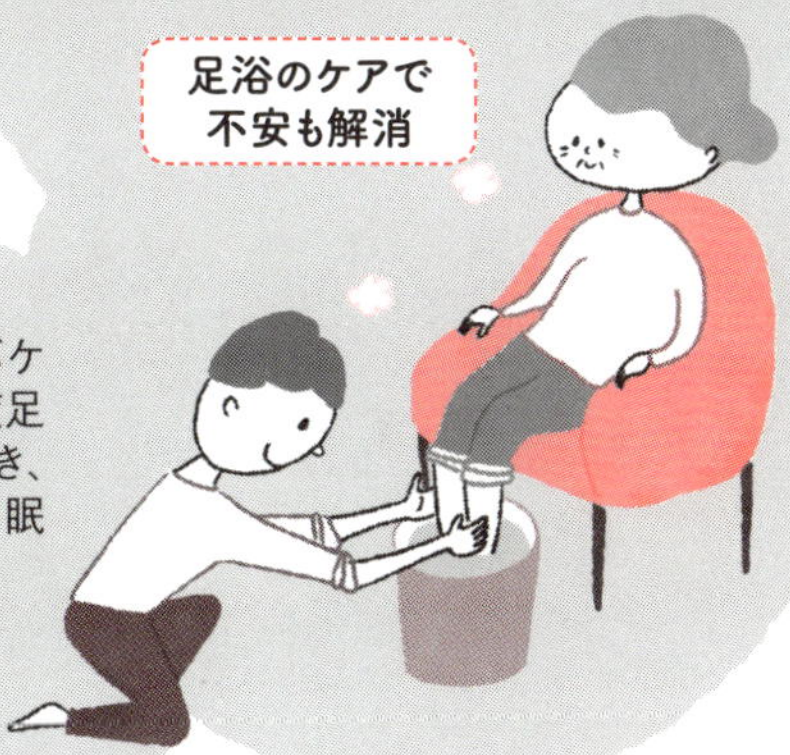

不安感から寝つけないときは、バケツにお湯を張り、10 ～ 15 分程度足浴を。ケアを受けることで安心でき、足浴の温熱効果で血行がよくなり眠りやすくなる。

対応3　大事なものは1か所にまとめる

財布や鍵など大事なものはひとつの箱に入れるようにし、目につきやすいところに置く。わかりやすいように、蓋はしない。入れ忘れていたら、黙って箱のなかに戻しておく。

Column

やさしく体に触れると安心できる

人は、体にやさしく触れられるだけで、ストレスを緩和するオキシトシンというホルモンが分泌され、不安やストレスが軽減します。

不安な様子が見られたら、そっと手を握ったり、背中に当てたりして安心させてあげましょう。

3

いまがいつで、どこなのか わからない不安

対応1 カレンダーや時計を目につく場所に置く

カレンダーや時計は文字が大きく見やすいものを、見やすい場所に置いて。時計はアナログでもデジタルでも、本人が読みとれるものを選ぶ。

カレンダー＆デジタル時計を活用

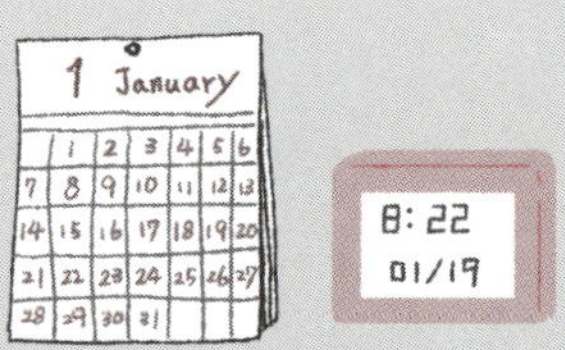
1 January
8:22
01/19

月別のカレンダーでは、今日が何日なのか見つけられないことも多い。日めくりや、デジタル時計などと一緒にしておくとよい。

対応2 状況をわかる形にして繰り返し伝える

複数で話していると途中で会話についていけなくなり、日時や話している相手がわからなくなることも。繰り返し伝えて安心させる。

対応3 トイレの場所を示す

ドアにトイレだとわかる貼り紙をする。居室からトイレまでの廊下にテープを貼るなどして誘導する。トイレのドアを開けておく工夫を。

対応4 「朝・昼・晩」がわかるような声掛けをする

「おはよう」＋「朝よ」「お昼ごはん」「夜中だから、もうひと眠り」など、時刻に関する言葉を盛り込んで声をかける。

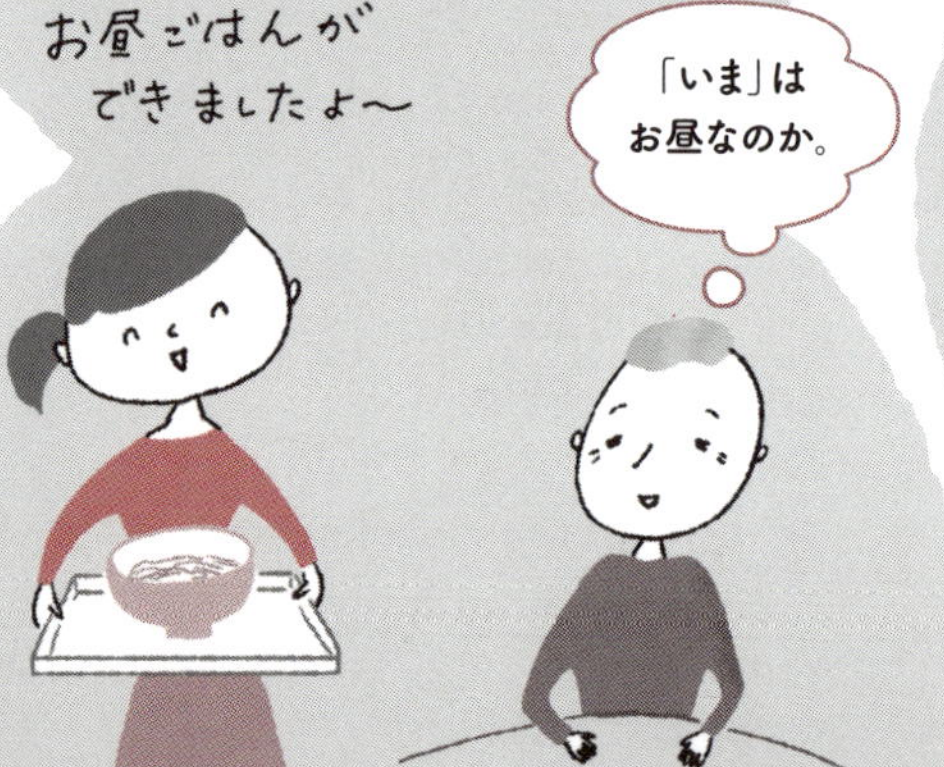
お昼ごはんができましたよ〜
「いま」はお昼なのか。

4 次になにをすればいいのかわからない不安

不安のサイン

手順がわからないと、フリーズ状態に。次の行動に移れず、立ち尽くしたり、同じ場所を行き来したりしていたら不安のサイン。

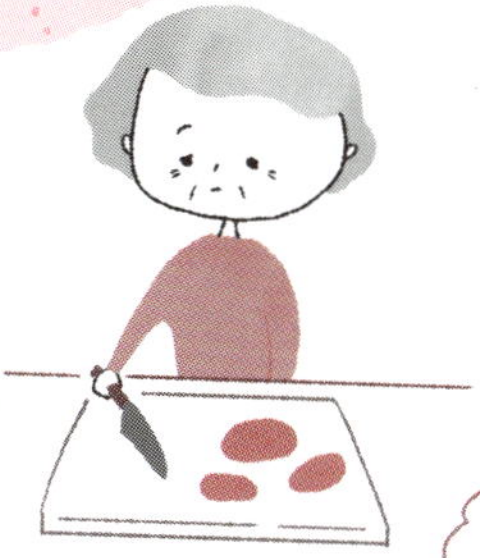

対応1 具体的にやるべきことを伝える

次にやるべき行動や準備について、指示するのではなく、さりげなく伝える。「お財布とハンカチ持った？」「寒いからこのコートがいいね」など、具体的な言葉で。

対応2 手順シートをつくり、貼る

家電の使い方は手順を書き、見やすい場所に貼る。洗濯なら「蓋を開ける」「洗濯ものを入れる」「洗剤の蓋を開ける」などと段取りを細分化してわかりやすく。

対応3 同じ動作を見本として示す

やり方がわからなければ、同じ動作をゆっくりやってみせる。服の着脱などは手順を見せて一緒に行うと理解されやすい。

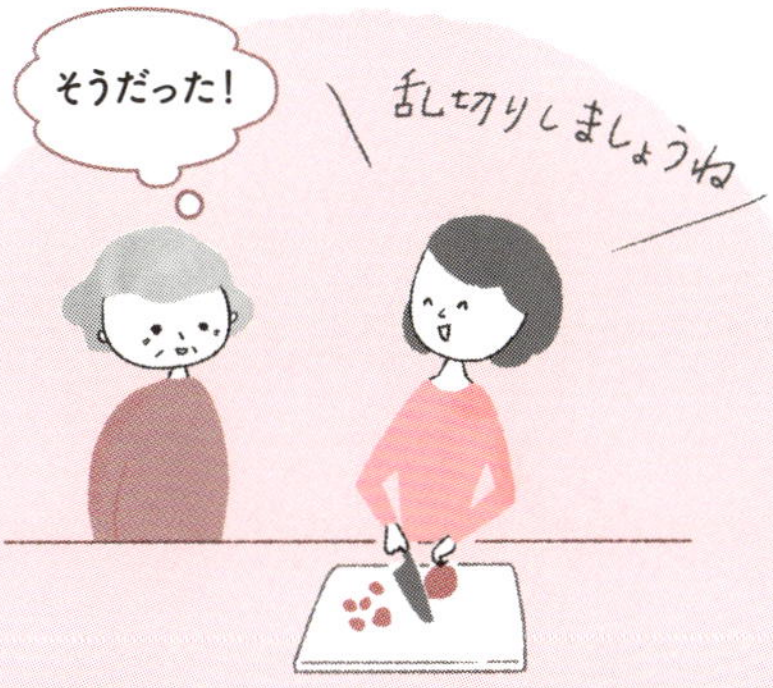

Column

転倒を防ぐための工夫いろいろ

高齢者は骨折などがきっかけで寝たきりになり、認知症が悪化するケースが見られます。階段や風呂場には手すりをつけ、カーペットの端や電気コードなど転倒の原因になるものがないかチェックしましょう。屋外では濡れた路面や床、段差などに注意します。

なお、下肢の筋力を鍛えるには、その場で足踏みなどもおすすめ。1日1回、10分でも運動の習慣ができると生活にもメリハリが生まれます。

基本的な態度

ひとりの人間として認め、真摯に話を聞き、語りかける

家族や周囲は、認知症で困った症状ばかりに注目しやすいもの。熱心に介護して、困りごとを解消しようとしても、本人と家族、周囲とのあいだに信頼関係を築けないと、周辺症状が増えていきます。

認知症ではなく、本人を見て接する

認知症になったとしても、「認知症の人」ではなくひとりの人間としてその人自身を見て接します。医師や介護スタッフとつき合うときも、家族は本人の病状だけでなく、人となりを理解してもらうように努めましょう。生い立ちや性格、信条、好き嫌いなども大切な情報です。いまに至るまで本人がどういう人生を歩んできたのか、なにを大事にしてきたのか、改めて振り返り、確認します。

日頃から、本人が話の内容を完璧に理解できていなかったとしても、話をするときは本人の顔を見て語りかけましょう。病院を受診するとき

認知症のとらえ方

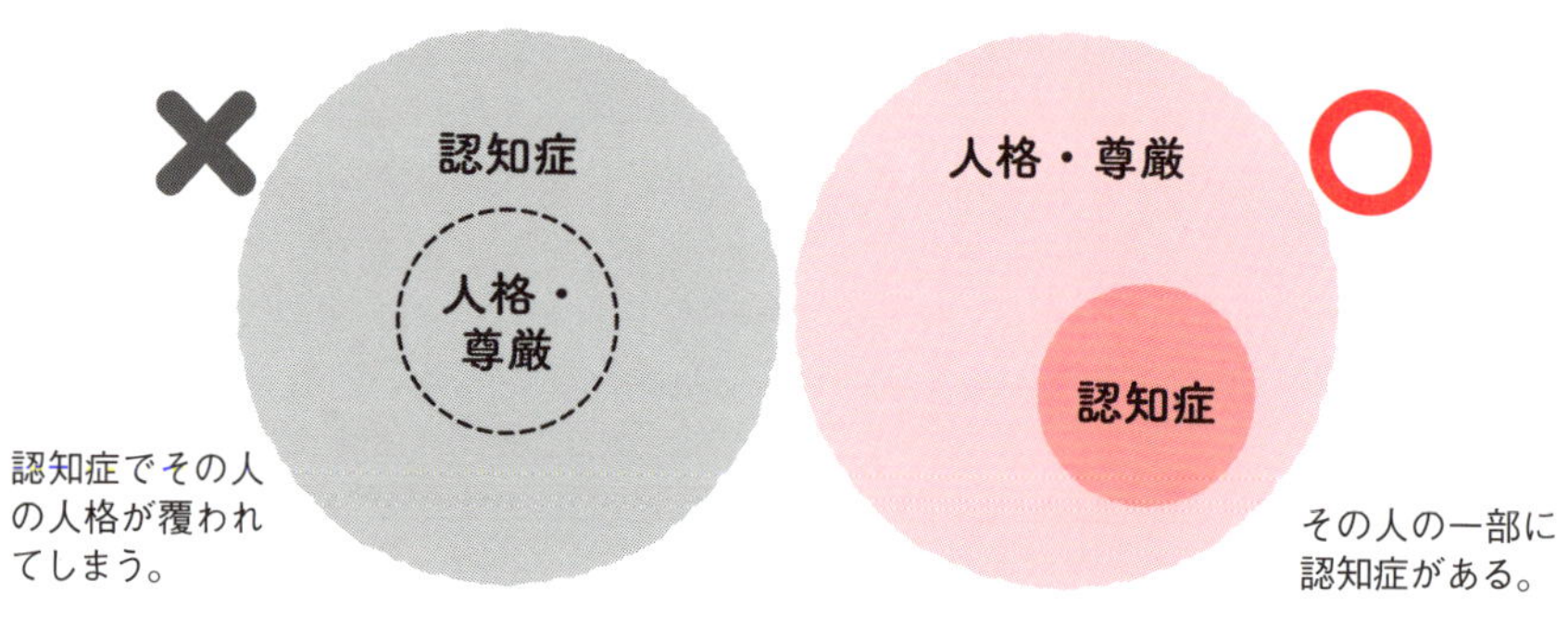
×
認知症
人格・尊厳
認知症でその人の人格が覆われてしまう。
人格・尊厳
認知症
○
その人の一部に認知症がある。

は、本人にもきちんと話をしてもらうように医師にお願いします。

検査など、新しいことをするときには、本人の了承を得ます。たとえ言葉が不自由だったとしても、場の雰囲気や感情には敏感。疎外感を与えない配慮が大切です。

また、子どもに対するような言葉遣いや態度は禁物です。自尊心が傷つき、心を閉ざすこともあります。人生経験豊かなひとりの先輩として敬う態度を示します。自分がされていやだと思うことはしない、というつき合い方の基本は、認知症の人に対しても同じです。

適切なケアができなくても自分を責めない

どんなに一生懸命やっても、認知症のケアで満点をとることは難しいものです。家族は、めまぐるしく変わる本人の気分や体調、症状に振り回されることもあるでしょう。本人の思いに寄り添い、否定せずに受け入れるというのは、医師ですら難しいものです。

ちょっとしたトラブルが生じたり、思ったようなケアができなかったりしても、あまり自分を責めないようにしてください。そのときうまくいかないことは、次に改善されればいいのです。家族のストレスケアにも注意を払いながら、無理しすぎないことが介護を続けていくコツです。

認知症と、
その人の価値とは無関係です。
価値はその人自体に
ついています。

認知症の人は
ふつうの人です。

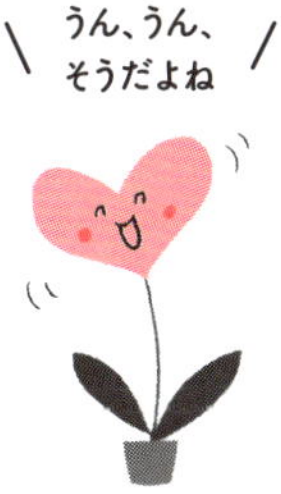

きちんと私の顔を見て
話してほしい!

「認知症の人」と言わないで。
「認知症とともに生きている人」
だと思って。

受診のうながし方

受診自体に拒否感をもつ人も。健康診断を兼ねてみてもらう

もの忘れなど、なにかこれまでとは違う違和感を覚えていても、いきなり認知症専門医を訪ねるのは気が引けるものです。本人だけでなく、家族にとっても診断が下ることへの不安や恐怖があるはずです。

まずは、かかりつけ医に相談してみる

いちばんいいのは、ふだんからつき合いのあるかかりつけ医がいるなら、まず相談してみること。かかりつけ医は、地域の医師の情報をもっています。必要に応じて適した認知症専門医を紹介してくれます。

本人が認知症専門医の受診を嫌がる場合でも、かかりつけ医から「もの忘れ外来というところでみてもらうといいですよ」とすすめてもらうと、素直に受け入れ、受診するケースはよく見られます。

どんなに本人が拒否しても、嘘をついて受診させるのは、やめましょう。家族や医師に対して不信感をもつと、その後の介護にも支障が出ま

認知症の専門医・専門病院を検索

全国の認知症専門医は、各学会のホームページから調べることもできる。

認知症専門医

- 一般社団法人
  日本認知症学会

http://dementia.umin.jp/

日本老年精神医学会 認定専門医

- 公益社団法人
  日本老年精神医学会

http://www.rounen.org/

認知症予防専門医

- 一般社団法人
  日本認知症予防学会

http://ninchishou.jp/

す。「健康診断を兼ねてみてもらおう」とか、「脳ドックを受けてみたら」と、健康診断の延長としての検査をうながすといいかもしれません。

認知症のケアは長期に及びます。専門医の診察を受けながら、かかりつけ医に日常的なケアをしてもらうのがベスト。元気なときの本人を知っているかかりつけ医なら、相談もしやすく、頼りになります。

また、必要に応じて訪問介護や訪問看護の準備をするため、地域の支援体制についても調べておきましょう。困ったことがあったらすぐに相談できる仕組みをつくることが、介護側にも大切です。

画像診断だけでもはやめに受けておく

認知症専門医は数が少ないこともあり、専門の病院では予約しても検査が３～４か月先になってしまうことがあります。そのあいだに病状が進行する恐れがあります。別の病院でＣＴやＭＲＩで脳の画像診断だけでも受け、大きな病気がないか調べておきましょう。

脳神経外科など、画像診断の設備のあるクリニックなどで「もの忘れが激しい」と言って相談すれば、画像を撮ってもらえます。硬膜下血腫《こうまくかけっしゅ》や脳腫瘍《のうしゅよう》、水頭症《すいとうしょう》などの早期発見、早期治療にもつながります。また、認知症だった場合でも、その後の経過観察をするのに役立ちます。

困ったら、まず
地域包括支援センターに
相談してみてください。

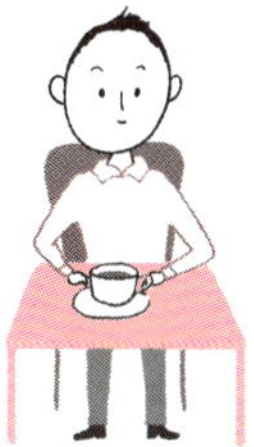

医師に来てもらう「訪問」だと、受け入れてもらえることも

病院はいやでも、訪問診療なら受け入れる人も。国の認知症初期集中支援事業では、全市区町村に認知症の専門チームを設置。訪問医療・看護などのサポートにつなげることもできます。地域包括支援センターで案内をしてもらえます。

認知症の検査

認知症と言われても、100％正しい診断とは限らない

認知症の診断は、問診、診察、神経心理学的検査、形態画像検査、血液検査などにより行われます。重要なのは医師による問診。迷子になったり、運転ミスをしたりすることはないか、着衣時に混乱することはないかなど質問され、本人が答えられないときは家族が答えを補います。

一度の診療では、診断がつかないもの

医師はＣＴ検査、ＭＲＩ検査などの画像検査や血液検査などを総合して診断を下します。認知症なのか、その前段階の軽度認知障害なのか。または認知症ではなく、うつ病や身体疾患、脳外科的疾患によるものなのかを診断します。認知症と診断が下れば、血管性、アルツハイマー型など認知症のタイプが特定されます。検査の結果はすぐに出ないことが多く、２回目以降の受診時に話を聞くことになります。

認知症を専門にしない医療機関の場合、脳にあまり萎縮が見られない

受診前にこんなことを整理しておいて！

- 困っていること、不安なことはなにか
- いつから病状があらわれたか
- これまでの病気
- 現在の病気
- 食事、着替え、入浴など、身の回りのことは自分でできているか

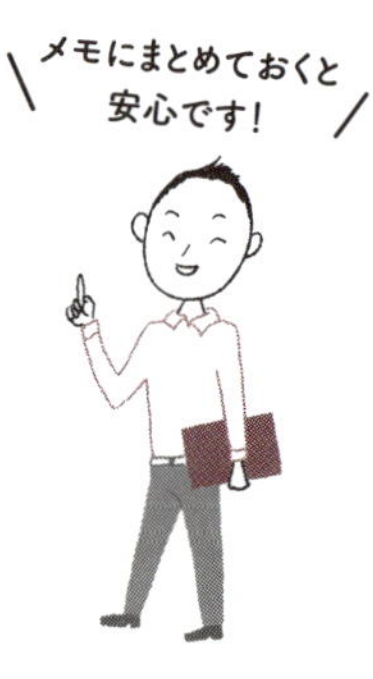

と「年齢相応のもの忘れです」と言われ、帰されてしまうことがあります。一年ほどして症状があらわれ、「やはりあのときが始まりだった」と判明するケースもあります。軽度認知障害や初期の認知症と考えられるときは、経過観察しながら慎重に診断することになります。初期の検査の画像データは、その後の治療でも貴重な資料となります。

臨床診断と病理診断は違うことも多い

実は医師による臨床診断が、１００％正しいとは言い切れないことがあります。というのも、認知機能低下の原因は複雑で、画像だけではわからないことが多々あるからです。また、脳の画像と症状が、必ずしも一致しないこともあります。実際には、死後、脳を解剖し、病理検査をするまでは正確な確定診断はできないのです。

ただ、はやく治療を始めて生活上の困難をとり除く必要があるため、ガイドラインに沿い、一応病名を確定するのが通例です。

認知症だと診断されても、悲観しすぎないことです。認知症だったとしても、病状や進行状況には個人差があり、認知機能が低下するペースもさまざま。診断より、本人も家族もそのときどきの問題を、医師とともに考え、対応していくようにしましょう。

アミロイドβたんぱくの蓄積を画像化

アルツハイマー病の原因となる、アミロイドβたんぱくの蓄積を画像化できる「アミロイドイメージング」という検査（PET）があります。現在は保険適用外ですが、近い将来保険が適用される可能性も。これにより、正確な臨床診断が可能になると考えられています。

認知症の専門医・専門病院での主な受診内容

問診・診察

応答から情報を得る。

問診

生活上困っていることを家族に聞き、その話に対して本人がどんな反応をするのかを観察し、本人の自覚や家族との関係をみる。既往歴や仕事歴、生活歴も重要な情報。どんな人生を歩んできたのかを知る。

診察

身体的・神経学的診察で、全身状態を評価する。会話の中身や応答の仕方だけでなく、診察室に入ってくるときの歩行状態や身だしなみ、挨拶の仕方や表情なども重要な判断ポイントとなる。

神経心理学的検査

認知機能の低下をテストで客観的に調べる。

長谷川式認知症スケール

精神科医の長谷川和夫氏が開発した認知機能簡易検査。以前は「改訂　長谷川式簡易知能評価スケール（HDS-R）」と呼ばれていたが、2004年に痴呆症が認知症に改められたのにともない、現在の名称に変更。10分程度の検査で、見当識や記憶に関する項目からなる。30点満点で20点以下の場合認知症の疑い。MMSEと高い相関がある。

MMSE

国際的な認知機能簡易検査。所要時間は約10分。時間と場所の見当識、言語機能を用いる検査が29点。図形模写が1点で、合計30点。23点以下が、認知症の疑い。言語機能の配分が高いため、初期でも言語障害のある場合には点数が低くなりやすい。視空間認知障害が主症状の場合には、点数が高めに出る傾向もあり、注意が必要。

ABC認知症スケール*

認知症の重症度評価を目的に開発された純国産の検査。所要時間は10分。ADL（日常生活動作）、BPSD（行動・心理症状）、Cognitive function（認知機能）の各ドメインを同時に、また重症度を包括的に評価可能。認知症のふるい分け（スクリーニング）にも使用でき、重症度にかかわらず認知症の状態の経時的変化も評価できる。

＊ Mori T, et al.: ABC Dementia Scale: a quick assessment tool to determine Alzheimer's disease severity. Dement Geriatr Cogn Disord Extra 2018;8:85-97（DOI:10.1159/000486956）

形態画像・機能画像検査

脳の形態及び機能を客観的に調べる。

CT検査

エックス線で体の断面を撮影する「コンピューター断層撮影」。筒状の機械に頭を入れ、周囲からエックス線を照射し、脳の輪切り画像を得る。

脳の萎縮状態や、脳卒中、慢性硬膜下血腫、脳腫瘍の有無などが明らかになる。所用時間は約 20 分。

SPECT検査

単一光子放射断層撮影といい、脳の血流状態を見るための画像検査。微量の放射性医薬品を静脈に注射し、脳の画像を撮影。機能が低下している部位の血流を調べる。所要時間は 30 ～ 40 分程度。画像統計解析を用いて診断精度が向上する。

MRI検査

磁気を用い、脳の断面を撮影する「磁気共鳴画像検査」。認知症画像検査の主流。
所要時間は約 30 分から 1 時間程度。CT 検査より画像が鮮明で、脳の萎縮状態を正確に把握できる。
MRI 画像を使って行う VSRAD 解析を利用すると、海馬を含めた内側側頭部の萎縮の程度を数値化でき、アルツハイマー型認知症の診断の補助となる。ただし画像を撮る際に、細長いトンネルのなかで大きな音がすることなどが負担になる恐れも。

血液検査

身体的な病気との鑑別に重要。

甲状腺ホルモン、ビタミン B 群

血液検査では、ほかの病気の有無や全身状態を把握することができる。とくに甲状腺機能の低下やビタミン B 群欠乏症から、認知機能が低下することもある。

場合によっては甲状腺ホルモン薬や、ビタミン剤の投与などで改善することもある。

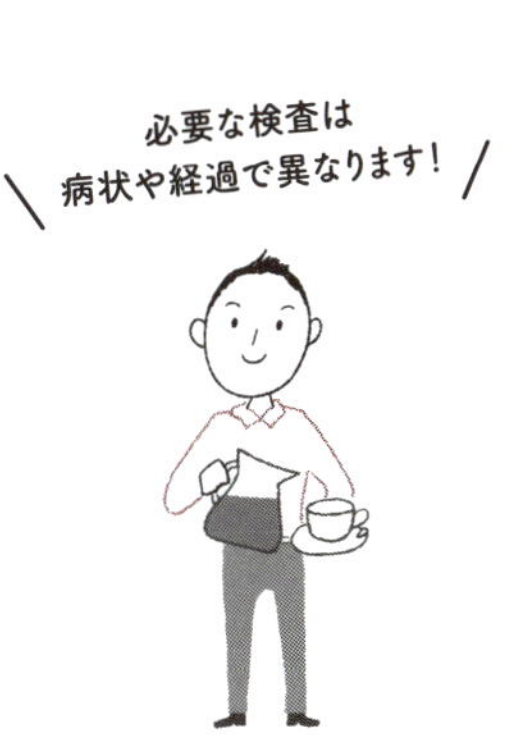

認知症はおもてに出てくる症状。原因となる病気はさまざま

記憶障害や見当識障害など認知機能の低下などの症状を認知症と呼びますが、原因となる病気は、ひとつではありません。

原因となる病気はおもに4つに分けられる

認知症の原因とされる病気のタイプは、大きく分けると4つあります。もっとも多いのがアルツハイマー型。アミロイドβというたんぱくが脳に蓄積することにより神経細胞が死滅し、記憶を司る海馬を中心に脳が萎縮していきます。また、タウたんぱくという物質が糸くずのようになって蓄積することも、神経細胞の死滅に関わっているとみられています。もの忘れなど記憶障害がもっともあらわれやすいタイプです。

アルツハイマー型についで多いのがレビー小体型認知症です。αシヌクレインというたんぱく質が脳にたまりレビー小体をつくり、神経細胞が壊れます。原因不明ですが、大脳皮質全体に広がるともの忘れなどが、

手術で治療できる認知症もある

病気などで脳内にたまった髄液《ずいえき》が脳を圧迫する水頭症や、頭部外傷などから生じた血の塊が障害を起こす硬膜下血腫は、手術で治療可能な認知症。脳へのダメージが軽い、はやめの段階での治療が望まれます。

脳幹部分に広がると筋肉の震えや手のこわばりなどパーキンソン病の症状があらわれます。初期には記憶障害が軽いこともあります。また、幻視や妄想があるのも特徴的です。うつとして発症することもあり、注意が必要です。

　血管性認知症は、脳出血やくも膜下出血、脳梗塞などの脳卒中を繰り返すことで神経細胞が壊れて発症します。アルツハイマー型と合併し発症するケースも。もの忘れより自発性の低下が目立ちます。麻痺、嚥下障害、構音障害（発音困難）、感覚障害などの神経症状をともなうことがあります。脳卒中後に認知症があらわれたら、血管性認知症が疑われます。

人が変わったような症状があらわれる前頭側頭型認知症

　脳の前頭葉と側頭葉が萎縮するのが、前頭側頭型認知症。原因はまだ不明ですが、若年性認知症では、血管性、アルツハイマー型についで、3番目に多い認知症のタイプです。社会規範を理解して計画的に行動を選択する前頭葉や、言語機能に関わる側頭葉の働きが障害されるため、万引きなど反社会的な行動をしたり、言葉の意味がわからなくなったりします。同じとき、同じルートで散歩を続ける「常同行動」も特有の症状。性格が突然変わって周囲は驚きますが、脳の病気によるものです。

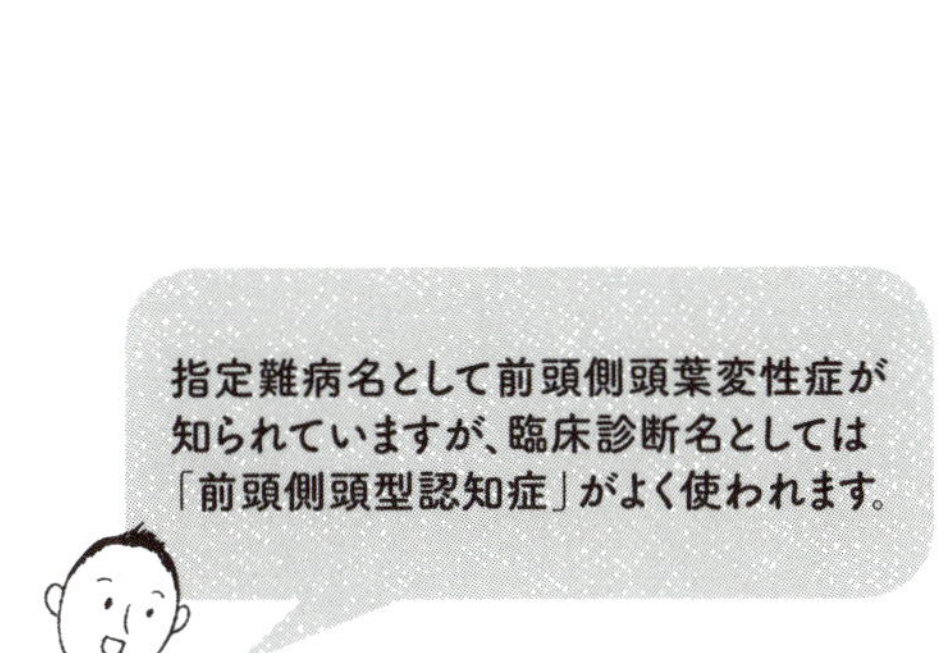
指定難病名として前頭側頭葉変性症が
知られていますが、臨床診断名としては
「前頭側頭型認知症」がよく使われます。

本人への告知

タイミングが大事。医師との信頼関係を築いてから告知をする

認知症の告知を本人にするべきかどうかという判断は、とても難しい問題です。本人の受ける精神的な衝撃を考えると、家族も迷うことが多く、一概に決められるものではありません。

告知したほうがよい人、しないほうがよい人がいる

若年性認知症（Ｐ21）、軽度認知障害、初期の認知症の場合には、本人が自分の病気について知る権利、今後の治療や生活を自分で決める権利を守るという観点からも、告知をしたほうがいいと考えられます。また、自分の症状をきちんと理解していたほうが、治療がスムーズに行えるのはいうまでもありません。

とくに若年性認知症や初期の認知症で理解力があり、自分の状態を知っておきたいという気持ちが強い人には、包み隠さず症状や今後の見通しを説明したほうがよいでしょう。

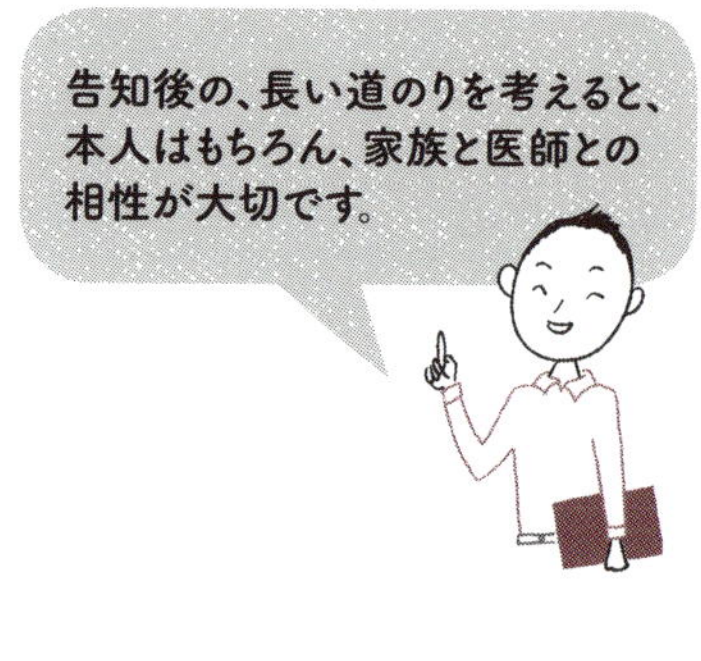
告知後の、長い道のりを考えると、本人はもちろん、家族と医師との相性が大切です。

一方で、告知しないほうがよいという人も存在します。

例えば本人の性格上、告知してほしくないと家族が申し出るケース。認知症とともに生きていこうという気持ちが弱く、自暴自棄になりがちなタイプの人には、いきなり告知は勧められません。症状が進行していて医師の話がほとんど理解できない人にも、あえて告知しないほうがよい場合があります。

診察後にすぐ告知ではなく、タイミングをはかる

本人に、病気の告知をすべきという原則論は大切ですが、実際には医師や家族の考え方によることが多く、いずれにしても両者が慎重に話し合って決めることが多いでしょう。**大事なのは、タイミングをはかること**。初対面の医師に厳しいことを言われれば、反発したり、突き放されたりするような気分になるでしょう。

告知によって絶望に陥らないためにも、まず医師との信頼関係を築いておくことは欠かせません。できれば何回か受診し、医師が本人の状態や表情を確認しながら告知のタイミングをはかるのがベストです。本人と家族、医師が「一緒に頑張っていきましょう」と言える関係になることが、認知症ケアの最善のスタート地点といえます。

本人への「告知」に対する家族の評価

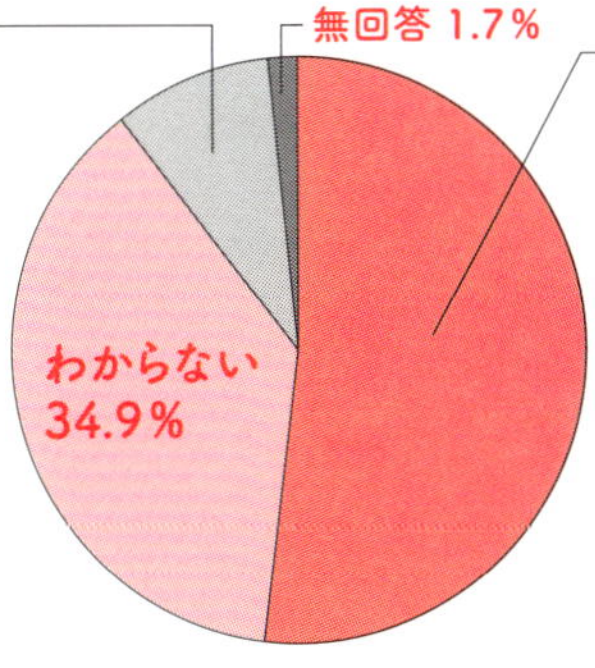
よくなかったと思う　9.1％
●本人の精神的影響が強かったから
●本人が病気のことを理解できなかったから
●本人は告知を受けたくなかったようだったから
無回答 1.7％
よかったと思う 54.3％
●本人には知る権利があるから
●本人と家族が助け合い、協力し合うきっかけになったから
●（運転など）危険なことをやめるきっかけになったから
わからない 34.9％

認知症であることを、医師が本人に告げたことに対する家族の評価（対象 175 名）。

「認知症の有無とそれに対する家族の印象」繁田雅弘調べ

治療と進行

昔とは違う。薬や回想法、運動療法で機能の低下は緩やかに

認知症を完治する薬はまだありませんが、近年では、認知機能低下の進行を遅らせる薬のほか、非薬物療法でＱＯＬ（生活の質）を維持しようとする試みも注目されています。

ケアを基本に、治療法を組み合わせ、生活機能を維持する

認知症の非薬物療法には、音楽や運動をとり入れたものがあります。例えば不安感に対して、音楽を聞く、歌う、打楽器を演奏する、リズム運動をするなどの音楽療法が有効な場合があります。

また、有酸素運動や筋力強化訓練、平衡感覚訓練などを組み合わせた運動療法は、認知機能を改善させる可能性があります。

これまでの人生について話をしてもらい、聞き手が受容的に耳を傾けて聞く「回想法」という療法は、幸福感が増し、気分の安定につながるという報告もあり、さまざまな療法が行われています。

認知症の進行と治療

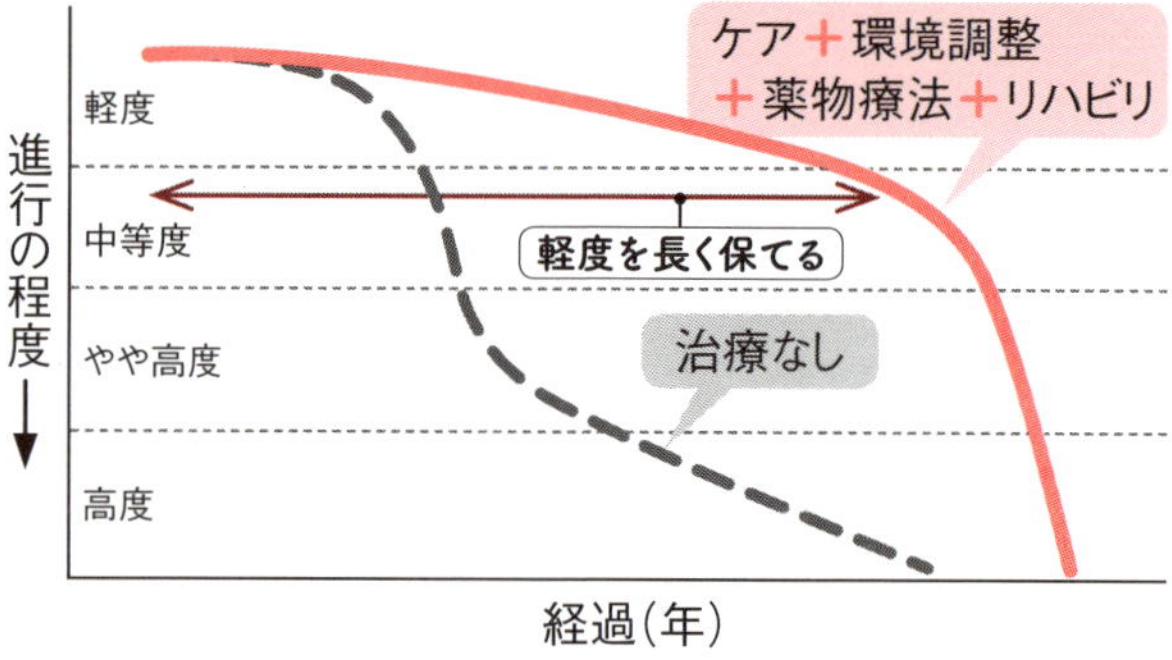

認知症の軽度の段階から、適切なケアを施すことで進行を遅らせることができる。

出典　「認知症の進行」繁田雅弘　https://medicalnote.jp/contents/151104-000041-XMNVPH

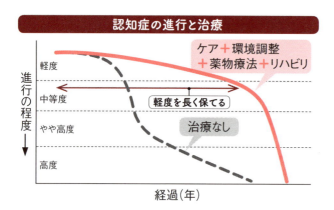

薬物療法、非薬物療法ともに、効果には個人差が大きく、経過を注意深く観察しながら個別に対応していく必要があります。適切なケアを組み合わせることができれば、認知症の進行を遅らせ、在宅での生活をより長く維持することも可能だと考えられます。

脳ではなく、体の病気のために入院が必要になることも

認知症の人は、初期から言葉で自分の症状を表現できないことが多く、重症化して入院するケースも少なくありません。周囲は、認知機能だけではなく、身体症状にも細心の注意を払う必要があります。

とくに高血圧や脂質異常、糖尿病などの生活習慣病は、認知症との関わりも深く、多くに合併症が見られます。また、脳血管性認知症の場合には、脳卒中の再発予防が重症化を防ぐ決め手でもあります。

このため家族は、慢性疾患を管理するとともに、肺炎や尿路感染、皮膚感染症、骨折などの急性疾患にも目を光らせ、必要に応じてすぐ治療（入院など）できる体制を整えておかなくてはなりません。

訪問診療や訪問看護を利用したり、医師や看護師にふだんの体調を把握しておいてもらったり。小さな変化に気づいてもらうことが早期治療につながり、重症化を防ぐことができます。

80代からの認知症は進行が遅いケースもある

80代に入ってから発症する認知症に、脳内のアミロイドβの蓄積が少なく、タウたんぱくのみが蓄積しているものがあります。アルツハイマー型とよく似ていますが、脳内の現象は異なります。進行がゆっくりなのが特徴です。

薬の処方

ケースによっては非常に有益。タイミングを逃さず薬を始める

現在、認知症の薬は4種類あり、個人差はあるものの、軽度から高度のアルツハイマー型認知症の進行速度を遅らせることがわかっています。なかでも、軽度の症状にはとくに効果的とされています。

薬を処方するなら、本人への説明・告知は必須

認知症治療薬は軽度認知障害に対しても、海馬の萎縮を抑える効果が報告されていますが、認知症への移行を防ぐかどうかは明らかになっていません。ただし、認知症のごく初期から薬を服用すると、効果的に進行を遅らせられると考えられるため、軽度認知障害の人の場合は医師が薬を始めるタイミングを逃さないように慎重に経過を観察します。

実際には、アルツハイマー型認知症に移行する可能性が高い軽度認知障害の人で、本人が認知症治療薬を希望する場合は、医師がくわしい検査を経た後で慎重に判断します。同時に生活習慣の見直しや運動などの

主な認知症の薬

1 ドネペジル

コリンエステラーゼ阻害薬。錠剤、細粒、口腔内崩壊錠、ゼリー。1日1回の処方なので服用管理しやすい。レビー小体型認知症に、唯一保険適用がある。

副作用
- 食欲不振
- 吐き気、嘔吐
- 下痢　・徐脈 など

2 ガランタミン

コリンエステラーゼ阻害薬。錠剤、口腔内崩壊錠、内用液。1日2回。軽〜中等度に適応。血管障害をともなうアルツハイマー型認知症に有効とされる。

副作用
- 食欲不振
- 吐き気、嘔吐
- 下痢　・徐脈 など

効果も伝えます。投薬は少量から始め、副作用の有無を確認しながら増量、維持量を目指します。効果が少量からあらわれる場合は、その用量でとどめることも。また中等度以上の認知症にはメマンチンも使用できますし、コリンエステラーゼ阻害薬との併用も有効であるとされています。効果には個人差があり、環境や日常的ケア、総合的な生活管理とも関係します。薬だけに固執しないようにすることが大切です。

また、精神症状や行動障害のために、本人や家族に危険が及んだり、本人の苦痛や家族の負担が大きすぎたりする場合、副作用に十分注意しながら、抗精神病薬や抗うつ薬、睡眠薬などを用いるケースもあります。

服薬を続けるには、家族のサポートが重要

服薬は、本人が自覚をもって行うようにし、家族がチェックします。管理しやすい服薬ボックスやお薬カレンダーなどの利用もいいでしょう。薬局で服薬分1回を一包ずつまとめてくれます。介護保険制度で薬剤師による訪問薬剤管理指導を受けることもできます。

錠剤を嫌がる場合には、のみやすいものに替えてもらえます。服用後に副作用が出ていないかなど観察する必要もあります。訪問看護や介護スタッフとも情報を共有し、服薬のサポート体制をつくると安心です。

3 リバスチグミン

コリンエステラーゼ阻害薬。唯一のパッチ剤。1日1回。軽〜中等度に適応。内服拒否や嚥下障害でも使え、目で確認しやすい。胃腸の負担を軽減できる。

副作用
- 皮膚症状
- 吐き気、嘔吐
- 徐脈 など

4 メマンチン

錠剤、口腔内崩壊錠。中等〜重度に適応。1日1回。①〜③のコリンエステラーゼ阻害薬と併用しても有用。妄想や興奮などの周辺症状に有効との報告も。

副作用
- めまい
- 便秘
- 頭痛
- 眠気 など

Doctor's VOICE

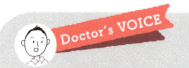

昔の話、子どもの頃の話を聞くと、意外な学びや感動を得られる

昔の写真を見ながら話を聞く

認知症の妻を介護している男性は、かつてとび職をなさっていたとのこと。

お宅を訪ねた私に、当時の写真を見せてくれました。

すると、妻が突然、「とび職は危険なの。屋根から落ちて死んでしまう人もいるのよ。はやく仕事を終えて帰ってきてくれないかしら」と、心配そうに話し始めました。

写真を見て、その当時の気持ちがよみがえったのでしょう。思わず、男性と微笑みました。

認知症になっても、本人が大切にしてきた思い出は、なかなか消えるものではありません。写真や動画を見ることがきっかけとなり、このようにあざやかに記憶がよみがえり、かつての姿に戻る瞬間があります。

お互いに楽しい時間を過ごせる

介護職の若者の話です。その認知症の男性は、長い間経営者として人生を歩んでこられました。

認知症が日々進行していましたが、時折、会社経営の苦労話や、含蓄のある言葉を口にされ、学ぶことが多かったそうです。

認知症でも、人生の先輩であることは変わりません。その人のひと言にハッとさせられたり、心を打たれることもあります。

昔話をすることは認知機能にもよい影響を与えますし、私たちにとっても大きな学びや喜び、感動があります。

家族でも、子どもの頃の話は、意外に知らないことが多いのではないでしょうか。積極的に話を聞き、楽しいひとときを過ごしてください。

Part4

追い詰めず、
追い詰められず
認知症の人に寄り添う

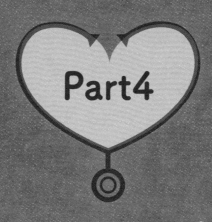

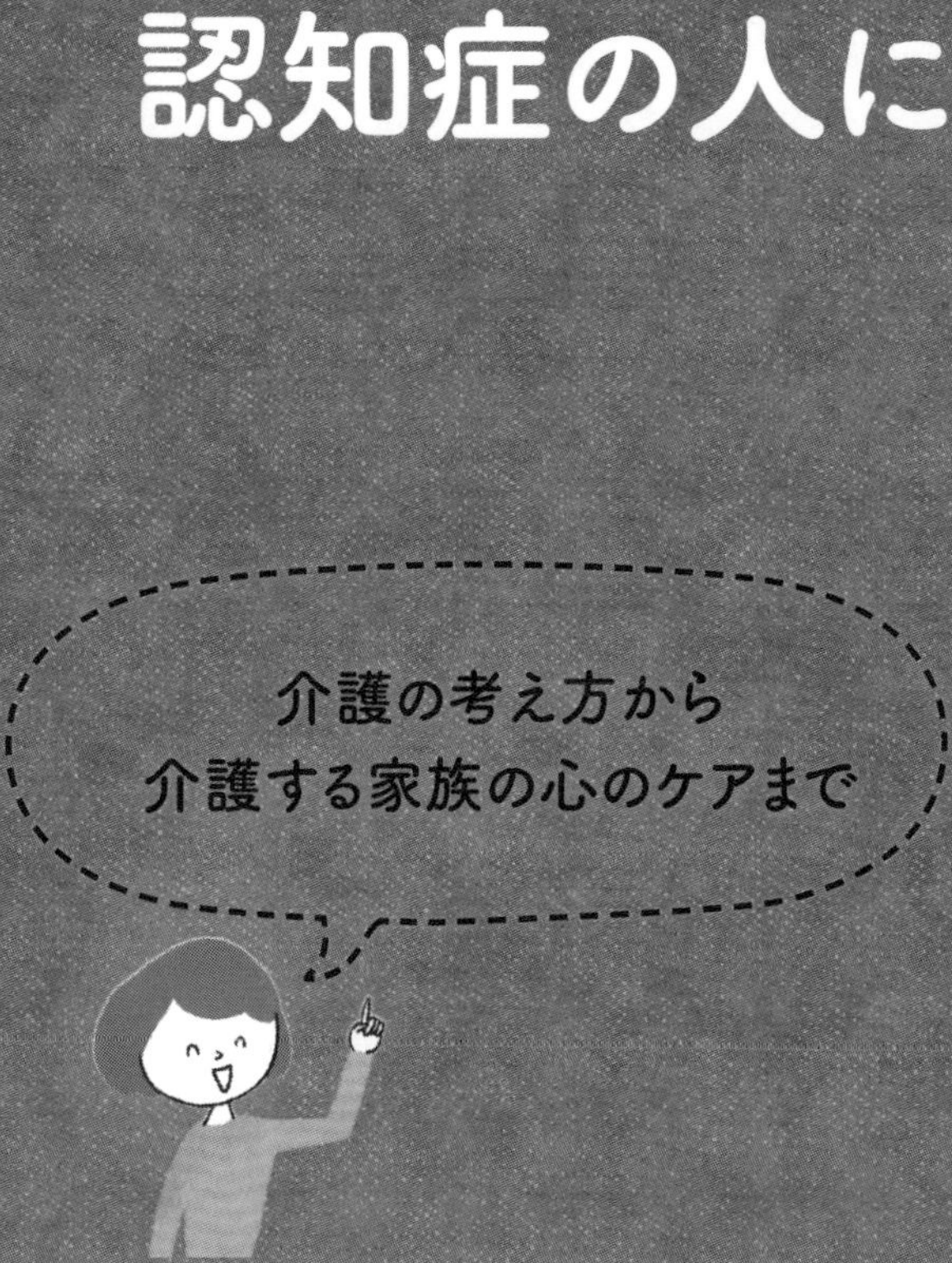
介護の考え方から
介護する家族の心のケアまで

末期はターミナルケアの視点で考えることも大事

ゆっくり進行しながら末期に至る

高齢で亡くなる方の多くは認知症を抱えており、認知症は終末期のひとつの形になりつつあります。認知症の進行の速度は個人差が大きく、最近では適切な医療、環境、ケア、リハビリで進行を遅らせられるようになってきました。生存期間も延長している可能性が報告されています。ただ、緩やかに機能は低下します。末期をターミナルケアの視点でとらえ、本人と家族の幸せにつなげていきましょう。

3〜4年以上*

認知症 初期

もの忘れが目立つ

短期の記憶が保てなくなる。当たり前にやっていたことができなくなり、判断力が鈍ることも。意欲の低下、とり繕い行動が見られる。

- □ 料理などの複雑な家事ができなくなる。
- □ 同じ話や質問を繰り返す。
- □ 年月日がわからない。
- □ しまい忘れや置き忘れが多い。

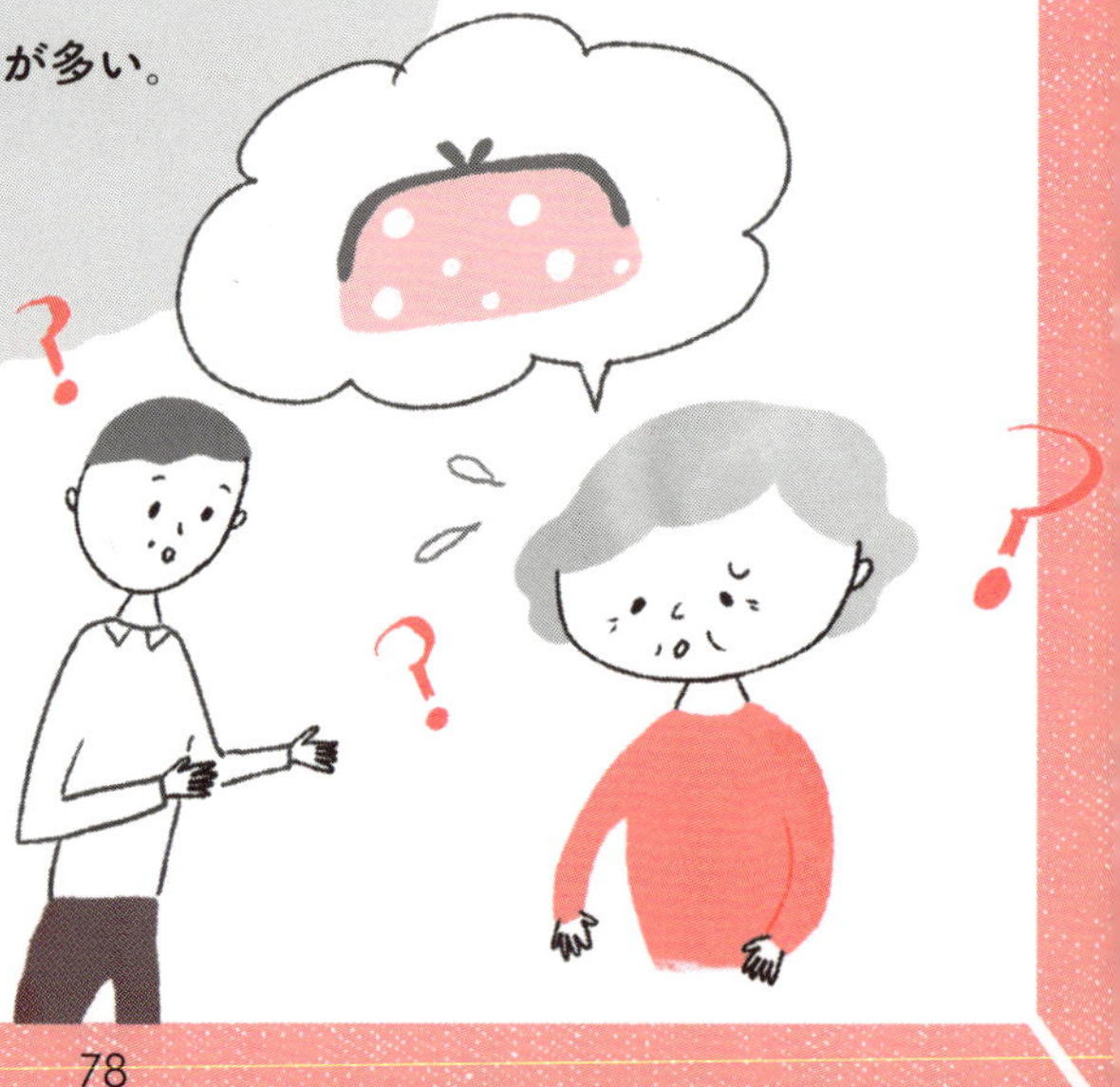

Column

発症の前段階、軽度認知障害（MCI）

認知症の前段階が「軽度認知障害（MCI）」。記憶の欠落などは見られるものの、全体的な認知機能には異常がなく、認知症とは言い切れない状態で改善するケースもあります。

＊ 進行の年数には個人差があり、あくまで目安。

2〜3年以上

認知症 中期

日常生活が困難になる

状況に合った服装を選べなくなる。ひとりで買いものをすることが難しくなる。また、入浴を忘れたり、嫌がったりすることも。

- □ 場所がわからず迷子になる。
- □ 状況に合った服装を選べない。
- □ ひとりで買いものをすることが難しい。

4〜5年以上

認知症 後期

生活すべてに介助が必要

ひとりで服を着ることや入浴することが難しく、介助が必要。トイレの流し忘れ、排泄の失敗が増える。意思疎通は徐々に難しくなる。

- □ 古い記憶があいまいになる。
- □ ひとりでトイレに行けなくなる。
- □ ひとりで着替えたり、入浴したりできない。

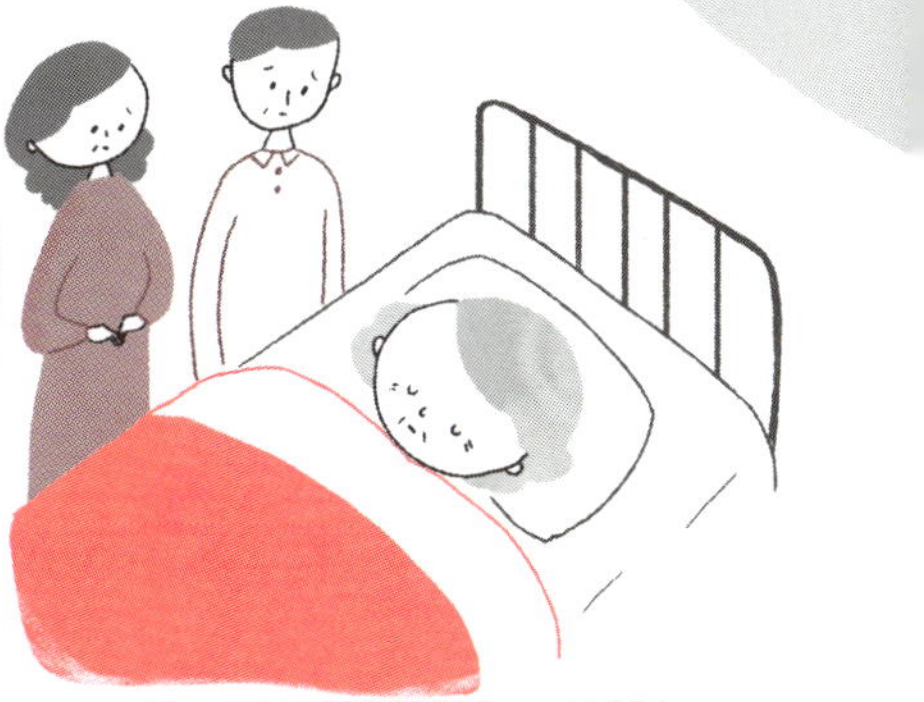

認知症 末期

多くの場合、認知機能とともに身体機能が低下することで、寝たきりとなり食べたものをうまく飲み込めない状態に。誤嚥性肺炎の恐れも。心臓や腎臓の機能が低下すると老衰の状態に。

アメリカのホスピスではがんの次に認知症の患者さんが多い

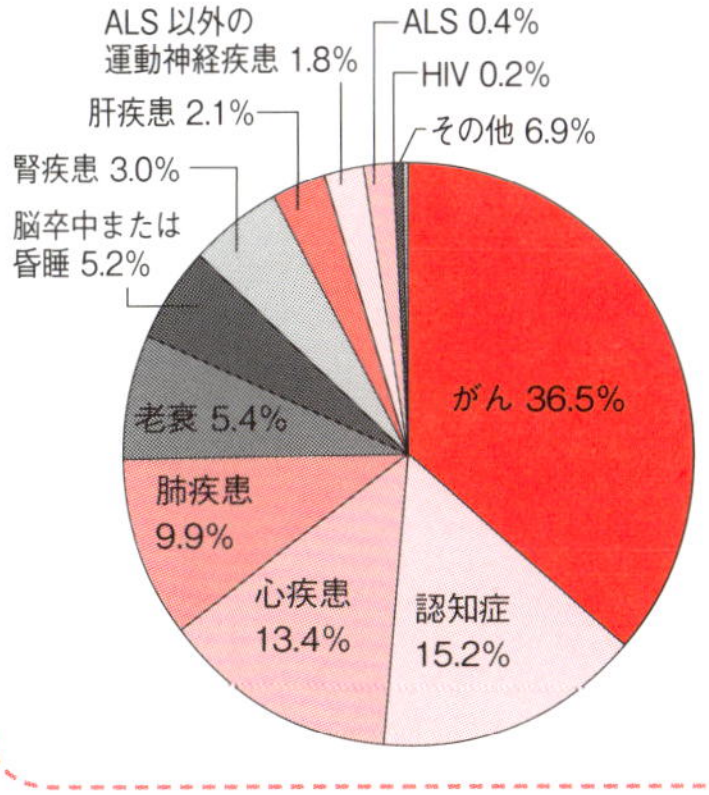
ALS 以外の運動神経疾患 1.8%
ALS 0.4%
HIV 0.2%
その他 6.9%
肝疾患 2.1%
腎疾患 3.0%
脳卒中または昏睡 5.2%
老衰 5.4%
肺疾患 9.9%
心疾患 13.4%
認知症 15.2%
がん 36.5%

全米のホスピス（終末期医療施設）の利用状況では、認知症の患者さんが15％以上見られる。一方日本のホスピスでは97％ががんの患者さんで占められている（2011年日本緩和医療学会調べ）。

全米ホスピス・緩和ケア協会による 2013 年集計，2014 年

認知症ケアの考え方

認知症になっても人生は続く。最期までどう寄り添うかを考える

認知症という告知を受けたからといって、記憶がすべてなくなったり、自立した生活ができなくなったりするわけではありません。もっとも多いアルツハイマー型認知症の場合、発症から緩やかに進行し、終末期を迎えます。充実した終末期を過ごすためのターミナルケアが欠かせません。また、進行とともに、心と体に徐々に苦痛をもたらします。痛みをとり除く緩和ケアについても考える必要があります。

苦痛をとり除く「緩和ケア」の視点で介護を考える

緩和ケアとは、体の痛みを和らげるだけのものではありません。病気や自分の将来に対する不安、死への恐怖など、さまざまな苦痛をとり除き、認知症を抱える本人が安心して過ごせるようにするためのケアです。

重要なのは、家族や周囲がサポートする体制を整えること。認知症初期には、正確な診断と治療方針、心理的なサポートが大きな役割をもち

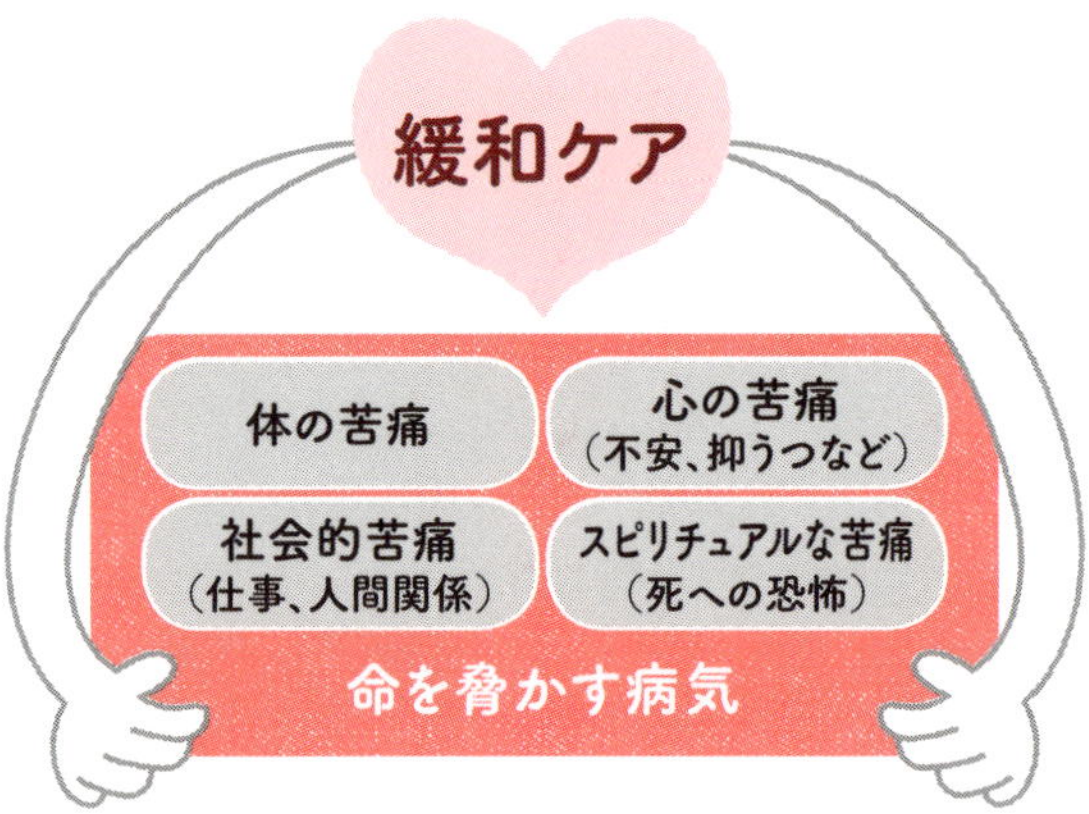

さまざまな苦痛を和らげる「緩和ケア」

命を脅かすような病気を前にした患者さんの心身の苦痛を和らげて、QOL（生活の質）を改善させるケアを緩和ケアと呼ぶ。

ますが、筋力が弱って転倒して骨折したり、食べものが上手に飲み込めずに誤嚥性肺炎になったりすると、身体的な治療とケアの役割が増します。

必要とされるケアは、進行するにつれ多様となるので、脳（心）と体を包括的にみる医師、あるいは各専門分野の医師同士の連携が重要になります。訪問診療や訪問看護の体制を整え、家族と専門スタッフで情報を共有していくことが、認知症の長期のケアでは重要だと考えられます。

適切にすれば比較的穏やかに看取りができる

認知症が進行すると、心身の機能が低下していくため、多くの場合、末期の苦痛は比較的穏やかです。ただし、末期になると本人の意思を汲むことはほとんどできなくなります。最期の迎え方については、できれば認知機能が完全に低下してしまう以前から、家族で考えておきたいものです。認知症の告知を本人にしない場合でも、若い頃からいままでの生き方を考え、どんな最期を望んでいるのか、本人の死生観を家族で共有しておきましょう。会話のなかで、看取ってほしい人や場所、医療上の処置について、希望を聞いておくのもいいでしょう。

大切な人が、人生の最終章を望み通りの形で閉じることができれば、遺された家族にも、悔いのない看取りとなるのではないでしょうか。

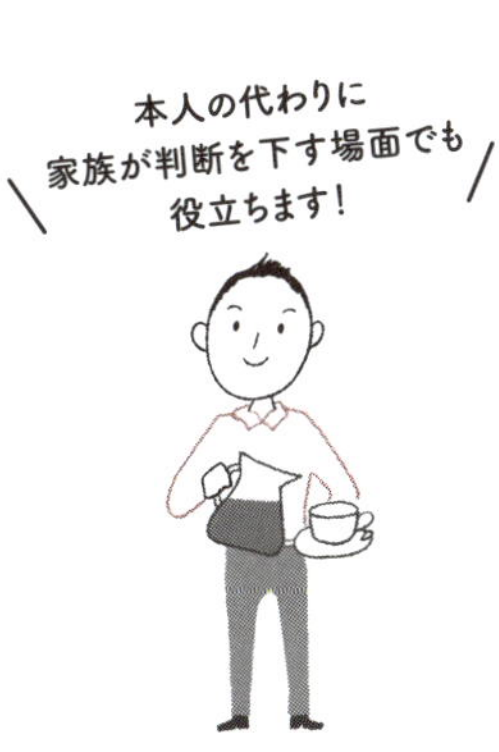
本人の代わりに
家族が判断を下す場面でも
役立ちます！

できる限り、本人の意志を確認する

ＡＣＰ（アドバンス・ケア・プランニング）とは、延命治療や看取りの場など、自分の最期を考えること。認知症と診断されたら、早期に家族とともに本人の意思を確認し、希望通りの最期が迎えられるようにしたいものです。

認知症リテラシー

家族だけでなく、親戚、近所の人も認知症の知識を身につけて

誰もいないのに「知らない人がいる」と、脅えたり、真夜中に買いものに行くと言って、パジャマのまま出て行ったり。認知症の症状には、理解を超えたことも多々起こります。

知らないと不可思議。知り、理解することが大切

始めのうちは、ただおろおろするだけだった家族も、不可思議な言動の根底にある病気について理解するにつれて、恐怖や困惑、拒否などの感情は薄れていくものです。**認知症は一見不可思議を感じても、病気について正しい知識を得て、理解を深めることで、受け入れることができる病気です。**

家族の誰かが認知症になったら、家族ひとりひとりが認知症について知り、理解することがなにより大切です。さらに親戚やご近所の方々にも話をし、病気特有の症状を知ってもらう努力が必要となります。

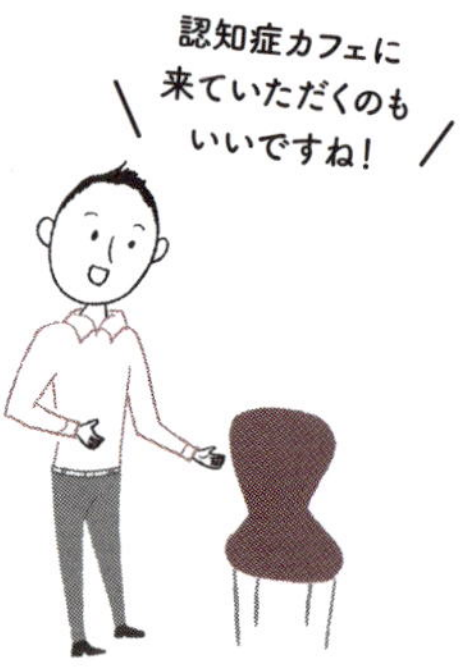
認知症カフェに
来ていただくのも
いいですね！

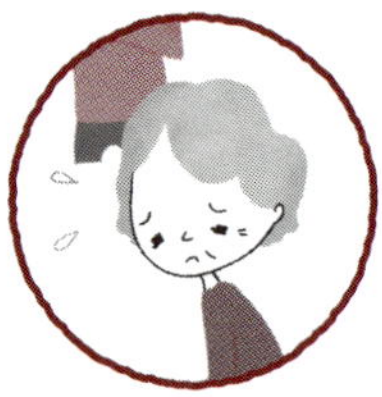
傷つく対応
→p32

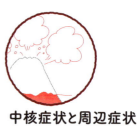

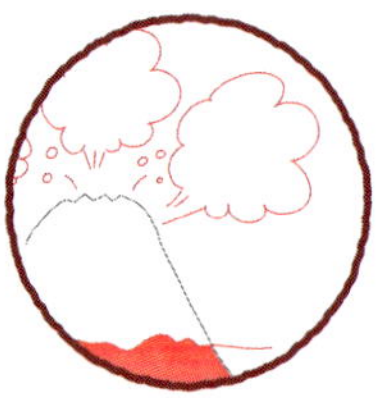
中核症状と周辺症状
→p10

知識をもつ人が多いほど、本人も介護者もラクになる

認知症の人が家族にいること自体を、周囲に話したくないと思う方も、まだまだたくさんいます。しかし、どういう病気なのか、本人はどんな気持ちで、なにに困っているのかがわかることで、不安が薄らぎ、みんな暮らしやすくなります。

もしかしたら、徘徊するようになり、迷子になることがあるかもしれません。どこかのお宅に上がり込んでしまい、庭の花を勝手に摘んでしまったりするかもしれません。

そのようなときも、地域の人たちの理解があれば、適切な対応をしてもらえるでしょう。「実は母が、認知症初期なので、変だなと思ったら、電話してほしい」などと、お願いをしておきましょう。

高齢化社会に突入し、内閣府の調査では２０２５年には約７３０万人、５人にひとりが認知症になるという予測が出ています。みんなで認知症の人を見守る体制をつくれれば、認知症の人の心の安定につながります。介護をする家族のトラブルも減っていくにちがいありません。

認知症リテラシーの高い人が増えれば増えるほど、本人も家族もラクになります。心を開いて、多くの人を味方に引き入れてください。

全国に広がる！　認知症サポーターの輪

厚生労働省の認知症施策のひとつ「認知症サポーターキャラバン（http://www.caravanmate.com）」では、各自治体などで認知症サポーター養成講座を開き、受講者にはオレンジリングが、受講した学校や企業には、サポーターの存在を示すマスコットが渡されます。サポーターの役割は、認知症とその家族を見守り、手助けをし、知識を広めること。全国に1000万人近いサポーターが生まれています。

キーパーソンの必要性

介護の中心となるキーパーソンを決め、同時に孤立させない配慮を

自宅で介護をするとき、家族全員の協力が欠かせないのはいうまでもありません。認知症の場合、本人のさまざまな機能が低下していきます。医師や介護スタッフとのやり取りも、家族が行わなければなりません。その際、誰かが主になりとりまとめる必要が出てきます。介護の中心となる「キーパーソン」を決めておくと安心です。

家族間で誰がキーパーソンになるか決めておく

キーパーソンは、家族でよく話し合って決めます。主な介護者でも、そうでなくても構いません。また、ひとりで対応しきれない場合には、親子やきょうだいなど、ふたりで担ってもいいでしょう。ただし、つねに情報を共有して緊密に連携をとることが大前提です。家族間のＳＮＳなどを使ったりしながら、情報を共有していきましょう。

キーパーソンの役割は、介護方針の決定に責任をもち、医師や介護ス

キーパーソンにしてもらいたいこと

- ケアマネジャー、病院、施設、役所などとの連絡・相談
- 要介護認定、入退院、転院などの手続き
- 受診時のつき添い
- 病状が急変したときの対応　　など

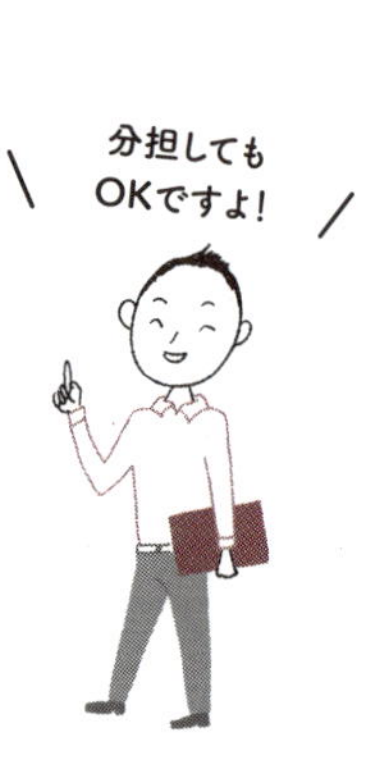

タッフの窓口となること。認知症の人本人の認知機能だけでなく、高血圧や糖尿病など慢性疾患の管理、肺炎や皮膚病、骨折といった急性疾患にも対応が求められます。諸症状に気を配り、細かな変化を医師や介護スタッフに、きちんと説明できるようにしておきます。

キーパーソンだけで抱え込まずつねに連絡をとり合って

介護を成功させるカギは、キーパーソンを支える家族の協力です。一般に、キーパーソンになる人は責任感が強く、問題をひとりで抱え込みがち。自分の心身の体調を崩してしまうことさえあります。家族は積極的に介護に加わり、キーパーソンをサポートします。

また、介護をめぐって起こりやすいトラブルが、お金の問題です。交通費や医療費など、介護には細かなお金が日々発生します。本人の貯金から支払うことができれば介護者の負担は軽くてすみますが、法律上では認知症になると、本人の財産は凍結されます。前もってとり決めをしておかないと、不和の種になることも。家族や親戚には、介護方針などを後になって聞かされ、不満をぶつける人もいるようです。複雑なトラブルには、専門家の手を借りる方法もあります。いずれの場合も、介護の輪に全員が参加し、定期的に話し合いをしていくことが大切です。

訪問診療なら、認知症以外の病気も同時にケアできる

認知症になると、体の不調が起こりやすいのに加え、自分で症状を適切に説明できず、病院に行かないまま病状が悪化してしまうこともあります。また、病院を嫌がり受診を先延ばしにしてしまう人もいます。

こうした状況を防ぐには、訪問診療や訪問看護が有効。体調や気分にかかわらず定期的に往診してくれます。体調の変化に気づいてもらうことができ、病気を早期発見、早期治療することができます。

介護の体制

周囲にオープンにしたほうが介護者の負担は軽くなる

厚生労働省では、認知症の人と家族の生活をサポートするため、全国に通所サービスを整備しています。利用者は年々増加していますが、一方で、こうした福祉サービスの利用を希望しない人もいます。

抱え込まず、閉じこもらず、風通しをよくする

通所サービスを受けない理由には、本人が嫌がることに加え、自分の家族を施設に預けることに対する、家族の後ろめたさもあります。

しかし、認知症の介護は長期戦になることが多く、さらに、認知症が進行すれば、介護側の負担は増すばかりです。過度のストレスを抱えながらの介護は長続きしません。できるだけ長く在宅介護を続けるためには、家族側のゆとりが重要なのです。

通所サービスは、本人にも大きなメリットがあります。最初から喜んで通所サービスに参加する人は少ないのですが、サービスから帰宅した

通所サービスの利用と在宅率

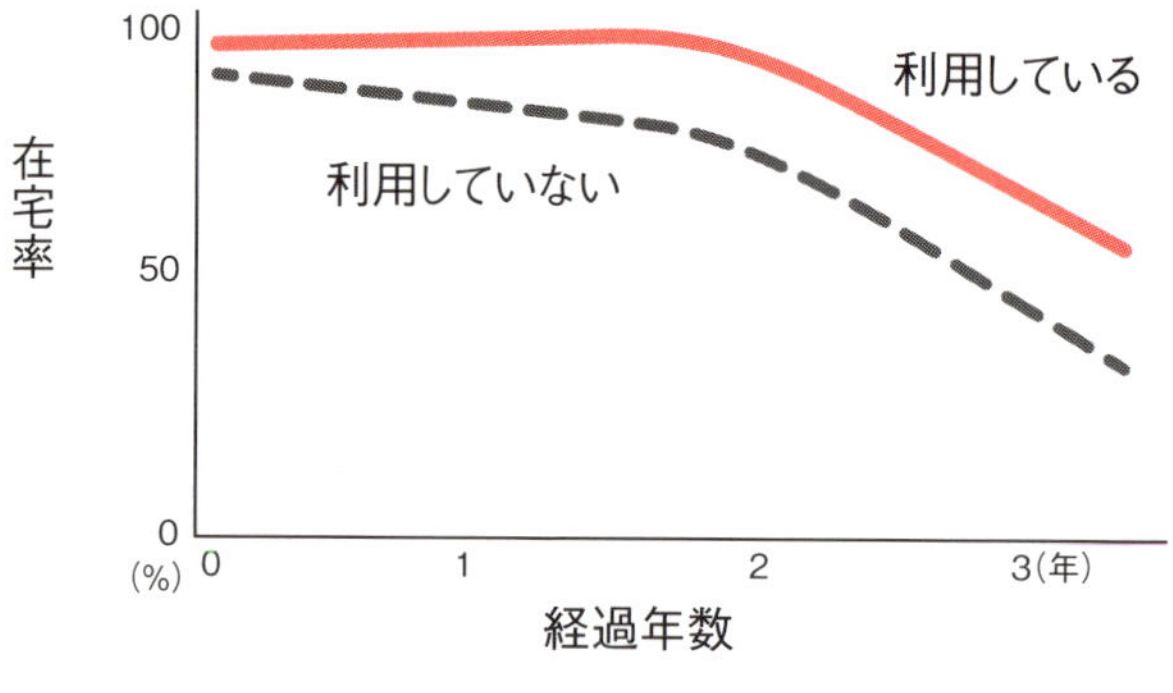

認知症が進行していくと、家で介護を続けるのが難しくなっていく。しかし、通所サービスを利用していると、入所リスクが5分の1程度下がり、長期的には家で生活を続けやすい。

出典　博野信次、段林千代美、今村徹ほか：アルツハイマー病患者の施設入所に影響を与えるデイケアの効果について　精神医学 40:71-75,1998 より

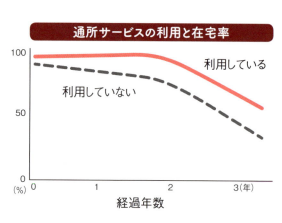

人で、不満を漏らす人はほとんどいません。生活にリズムが生まれ、昼夜逆転などを防ぐことができます。人と会って話をしたり、体を動かしたりすることは、心身ともにいい影響を与えてくれるのです。

また、軽度認知障害や認知症初期の場合、ほかの利用者の助けになることもあります。誰かの役に立てるという実感も、本人の心にいい影響を及ぼします。事実、通所サービスの利用者は、利用していない人に比べ、はるかに長いあいだ、家で生活が送れるというデータもあります。

ひとりでもいいから話してみる

介護者の話を聞いてみると、人とつながることがどれほどはげみになるかを教えてくれます。「思い切って誰かに自分のことを話してみると、意外に理解してもらうことができて、もっと話をしたくなる」「同じ悩みをもつ仲間が増えるにつれ、前向きになり、希望がわいてくる」など。

近隣や町内会のつき合いがあれば、話をして症状を理解してもらいましょう。地域によっては高齢者の見守りをしているところもあります。また地域包括支援センターに相談すると、ネットワークの窓口を教えてくれ、そこから仲間の輪が広がることもあります。

まず、行動してみること。そこから未来が開けることも多いものです。

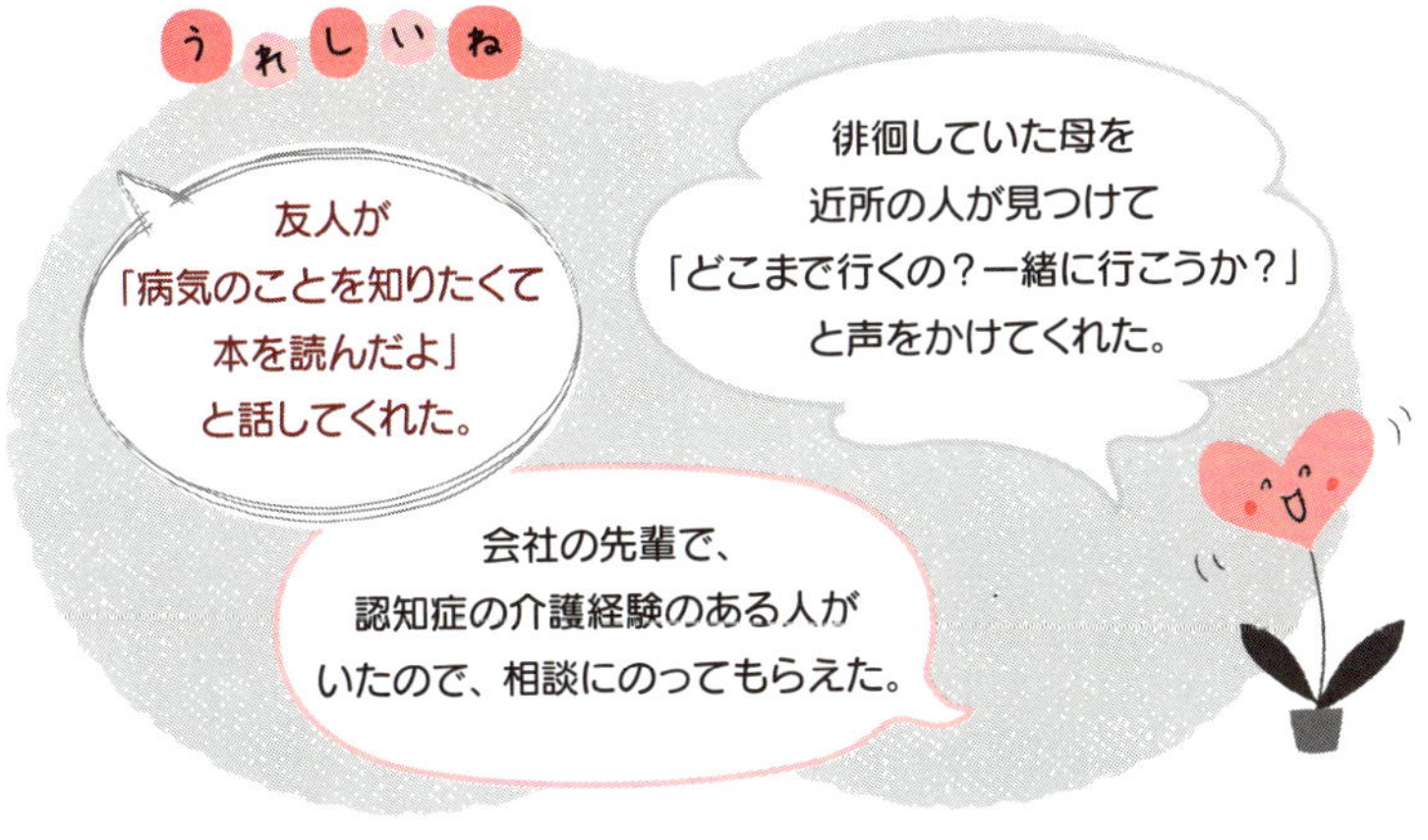
うれしいね
徘徊していた母を
近所の人が見つけて
「どこまで行くの？一緒に行こうか？」
と声をかけてくれた。
友人が
「病気のことを知りたくて
本を読んだよ」
と話してくれた。
会社の先輩で、
認知症の介護経験のある人が
いたので、相談にのってもらえた。

ひとり暮らしの場合

できるだけ多くの人でサポートする。施設の利用も考えて

歳をとりひとりになっても、住み慣れた家を離れたくないという人がいます。遠方に住んでいる家族や親戚は気が気ではありませんが、すぐに同居をするのは難しいものです。

情報をたくさん集めてサポート体制を整える

認知症初期なら、まだひとりで暮らすことは可能です。ただし、安全に生活ができるように、周囲のサポート体制は整えておかなければなりません。本人の住まいのある地域包括支援センターに相談すると、その地域で受けられるサービスを教えてくれます。市区町村の窓口で介護保険サービスの申請を行い、認定を受ける必要もあります。

要支援という認定が下れば、日常生活の支援が受けられます。非該当でも、地域で提供される必要なサービスを受けることができます。

公的サービスのほかにも、地域の見守り体制を調べておきましょう。

遠方にいる家族ができること

- 1日1回は電話をして様子を伺う
- 親しい人（近所の人、友人、医師、親戚など）と定期的に連絡をとり合う
- 本人が住んでいる場所の自治体の福祉サービスについて、情報を集める　など

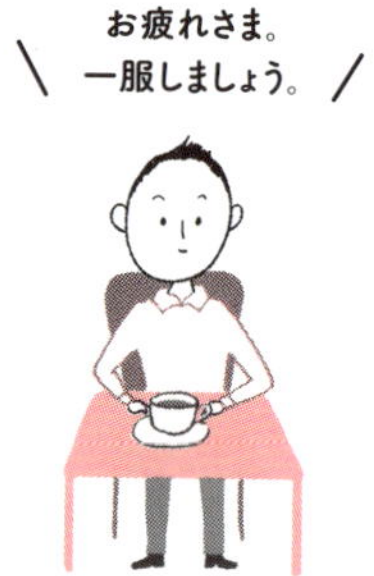

近所の人や民生委員などに事情を話し、できるだけ誰かが毎日顔を出してくれるようにしておくと安心です。

認知症が進むと、お金の出し入れは難しくなります。必要な支払いは口座から引き落とされるようにし、手元の現金は最小限にしておきます。

社会福祉協議会には「日常生活自立支援事業」といって、お金の管理などを代行してくれるサービスもあります。本人の代わりにお金の管理や契約を行う「成年後見制度」の利用が必要となることもあります。

はやめに施設入所が必要になるケースが多い

認知症が進行すると、どうしてもひとり暮らしが困難になってきます。ひとりで過ごす時間が長くなると不安が募ったり、抑うつ状態になったりしがちです。

また、外出する機会が減ることで、身体的機能はどんどん低下してしまいます。施設に入所してほかの人たちと生活をともにしたほうが、活気をとり戻すことができ、元気になることもあるのです。

離れて暮らす家族は、認知症が進行したときのことをあらかじめ話し合っておくことが大切です。医師や介護スタッフと相談しながら、はやめに施設入所を考えておきましょう。

金銭トラブルを防ぐ　成年後見制度や家族信託

認知症になると法的には財産は凍結され、成年後見制度を利用することになります。後見人が本人の財産を管理します。ただ監督人がつき、別途支払いが発生したり、生活費の内訳など厳密過ぎたりして、実生活に即さない面も。最近注目されているのが、家族信託です。受託者を定め、財産管理を任せます。費用は手続き時のみ。月々の支払いはありません。ただし認知機能がある程度保たれているうちに契約を結ぶ必要があります。

介護計画

5年先の病状を考えつつ、目の前の1日を大切に過ごす

認知症は徐々に進行する病ですが、だからこそ、この先、どうなってしまうのだろうという不安が、家族の心に重くのしかかってきます。もやもやした気持ちを抱え込まず、病気の見通しについて、医師に納得いくまで聞いてみましょう。

全体の経過のなかで、どの段階かを把握しておく

認知症の進行具合は個人差がありますが、短期記憶障害などに始まり、理解力の低下から会話能力の喪失に至る認知機能の低下、歩行困難、嚥下機能低下といった身体機能の低下など一定の経過をたどります。

介護する家族は、現在の本人が、全体の流れのなかのどの段階にいるのかを確認します。そして5年先の病状を見通し、介護にあたるようにしましょう。どのような症状が、今後あらわれるのかを知ることができれば、それに対処するための準備ができます。介護する側のストレスも

認知症の進行と必要な緩和ケア

死後	末期	後期	中期	初期
●残された家族のグリーフケア（悲嘆へのケア）	●身体的苦痛の緩和 ●医療処置に関する意思決定	●適切な介護 ●精神的・身体的苦痛の緩和	●精神療法 ●薬物療法 ●合併症診療	●正確な診断・説明 ●薬物療法 ●精神療法
			●多職種によるサポート体制	

軽くできるはずです。今後の症状を家族で情報共有しておけば、心の負担もみんなで分け合うことができます。

穏やかな楽しい時間を共有したい

認知症介護は長いとはいえ、それでもひとりの人生の限られた一時期です。悲嘆にくれて日々過ごすより、本人の最後の時間を、できるだけ明るく穏やかに過ごしたいものです。

認知症になっても、その人は家族のなかでの役割があり、またひとりの人間として人生の先輩でもあります。苦労を乗り越え、多くの経験を積み重ねてきた人生を、介護を通じて感じることができれば、得るものも大きいはず。

介護をすることで、自分から相手に与えるばかりでなく、相手から与えられることも多いことに気づいたという人もいます。また、介護者となったときに、家族の関係とは違うものの見方ができ、家族間のわだかまりが解消したというケースも。

認知症の介護には、たくさんの苦労があるのは事実です。しかし、**介護の時間は、やがて看取りにつながる時間でもあります。**大切な人と、穏やかな思い出をつくる時間だとも考えられるのではないでしょうか。

うれしいね

妻の介護。初めて出会った日の思い出の曲を流す。私のことはわからないようだが、曲を思い出して、笑顔を見せてくれた。

介護に疲れて、うたた寝をしていたら毛布をかけてくれました。そのやさしさに涙がこぼれました。

8年に及ぶ義母の介護。認知症末期になった頃、私のことを自分の母親と間違えて「お母さん」と呼んでくれました。

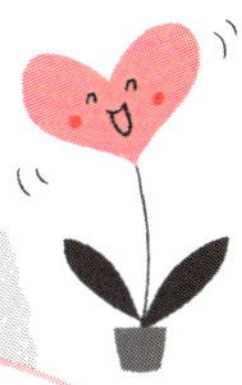

情報収集

介護者の集う場などで語り合い、情報を交換する

いま、厚生労働省では、増え続ける認知症対策として、患者さんの見守りや介護の支援体制を整えようとしています。認知症になったからといって引きこもるのではなく、積極的に情報収集に努めれば、新しい仲間と出会い、社会とつながる場はたくさん見つかります。

オープンに話せる場が増えている

昔に比べ、社会では少しずつ認知症に対する理解度が深まってきています。インターネットにアクセスすれば、驚くほど多くの情報が得られるでしょう。介護に悩むご家族だけでなく、患者さん本人からの情報発信もあります。また、地域包括支援センターや介護施設などが運営する認知症カフェや、患者さんや介護者のための集いも催されています。

心のなかにたまっていた悩みを気楽に打ち明け、日々のストレスからも解放される場を、家族は積極的に活用しましょう。

認知症カフェってどんなところ?

厚生労働省が推進する「認知症カフェ」は、認知症の人や家族が、地域の人や専門家と交流するための集いの場。お茶を楽しみながら仲間と語り合い、悩みを相談したり。現在全国280市町村で、655軒のカフェが運営されています。地域包括支援センターで案内してもらえます。

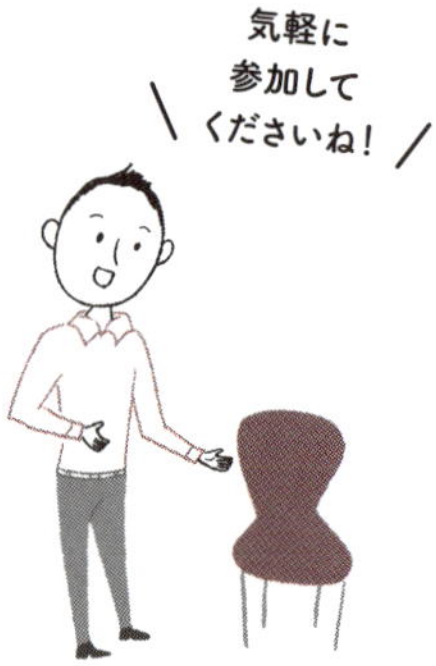

「こんなふうにできるよ」の情報で生活がラクになる

　同じ悩みを抱える仲間と情報交換することは、気持ちがラクになるばかりでなく、ＱＯＬの改善にも役立ちます。例えば「メモはひとつのカレンダーにすべて書き込んで、決まった場所におくこと」「服や靴など身の回りのものは、自分が管理できる数にしておけば、迷わなくてすむ」といったノウハウは、同じ症状に悩む仲間ならではのアドバイスです。話をするなかでお互いに共感し、気持ちの安定にもつながります。

　認知症の集まりにとどまらず、趣味の絵画や歌、スポーツなどの活動にも参加してみるといいかもしれません。できる範囲で、なんでも楽しんでチャレンジすることをおすすめします。

おもな支援・相談機関

❤地域包括支援センター

市町村など各自治体に設置された、高齢者の生活支援拠点。医療や介護、生活の悩みを幅広く受けつけ、必要なサービスにつなげる。認知症に関して、誰に相談したらわからないときは、まず連絡を。

❤社会福祉協議会

社会福祉法にもとづく民間組織。社会福祉や医療・保健関係者などの協力のもと、地域ごとに、窓口相談やデイサービス、ボランティアの振興などを行い、安心して生活できる地域づくりにとり組む。

❤認知症の人と家族の会

認知症の本人、家族、専門職などからなる公益社団法人。各地で研修や集いを開き、認知症の理解を深める。同じ悩みをもつ人の交流や情報交換も。47都道府県支部で電話相談を受けつけ、本部ではフリーダイヤルの電話相談を受けている。
0120-294-456（10～15時・土日祝除く）

ストレスケア

介護者自身のストレスにも目を向け、相談先をつくっておく

症状が進むと、介護の大変さは増します。心をこめて介護しても、うまくいかないことが続くと、誰でもいらだちを覚えるときがあります。

いやなことがあっても相手は「忘れてくれる」

介護中にストレスを感じたとき、もっとも大事なのは、介護者である家族自身のケアです。無理せず、自分の体調を最優先に考えてください。たとえいやなことがあったとしても、当の本人はそのできごと自体を忘れてしまいます。家族が不快な感情をいつまでも引きずっていても、あまり意味がありません。どれも病気のなせるわざ。いやなことは、さらりと忘れるように努める。これが介護のコツです。

腹立たしさが起こること自体を止めるのは難しいもの。そんなときには、怒りをコントロールする3つの心得が、役に立ちます。

❶ イラッとしたら6秒待つ

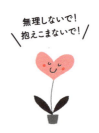

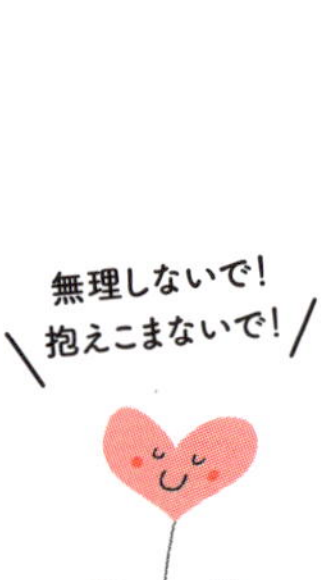

当初の強い怒りは5～6秒ほどで治まるといわれています。衝動的に怒鳴り返したりしないためにも、ちょっとその場を離れたり、深呼吸するなどして、6秒は待ってみましょう。

❷「○○すべき」の枠を広げる

なにかをしなくてはならないという気持ちが強すぎて、思い通りにならないときにイライラします。「べき」という枠を広げて、「まあ、いいか」と、ゆったり構えるとラクになります。

❸自分ができることだけをする

認知症の進行は止められません。いま、自分ができることだけに力を注ぎます。自分の力では変えられないことにはエネルギーを費やさない。これが、心をラクに保つカギです。

共倒れや虐待につながる前に助けを求めて

在宅で介護をしている場合、家族だからこそ、さまざまな思いが生じ、苦しむこともあります。真面目な人ほどひとりでがんばりすぎ、体調を崩して共倒れになったり、虐待につながるケースも。はやい段階で支援を求めましょう。認知症カフェや家族の集いに参加し、同じ悩みをもつ仲間に出会い、前向きな気持ちになりましょう。

「完璧な介護」は存在しませんが、「素敵な介護」は存在します。家族が笑顔を絶やさない介護です。認知症のケア自体は、介護スタッフでもできますが、本人に深い安心を与えられるのは、家族の笑顔。家族もストレスをケアし、笑顔を忘れずにいたいですね。

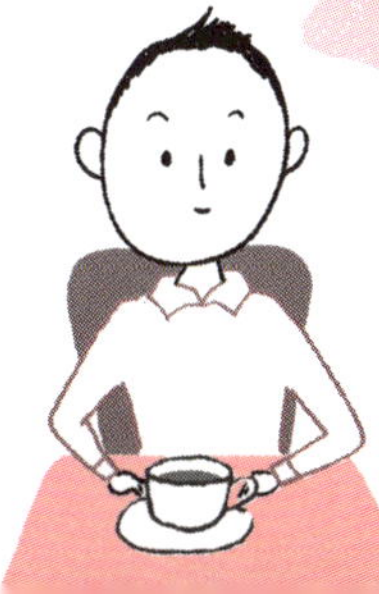

内門 大丈（うちかど・ひろたけ）

認知症専門医。医療法人社団彰耀会理事長。メモリーケアクリニック湘南院長。

1996年横浜市立大学医学部卒業。2004年横浜市立大学大学院博士課程（精神医学専攻）修了後、米国ジャクソンビルのメイヨークリニックに留学。横浜南共済病院神経科部長、湘南いなほクリニック院長を経て、2022年４月より現職。

湘南いなほクリニック在籍中は、認知症の人の在宅医療を推進。医学博士、横浜市立大学医学部臨床教授、日本大学松戸歯学部衛生学講座 兼任講師、日本認知症予防学会 神奈川県支部支部長、湘南健康大学代表、N-Pネットワーク研究会代表世話人、SHIGETAハウスプロジェクト副代表、一般社団法人日本音楽医療福祉協会副理事長、レビー小体型認知症研究会事務局長などを通じて、認知症に関する啓発活動・地域コミュニティの活性化にとり組んでいる。

監修書に『心のお医者さんに聞いてみよう　家族で「軽度の認知症」の進行を少しでも遅らせる本 正しい知識と向き合い方』（大和出版）、『レビー小体型認知症 正しい基礎知識とケア』（池田書店）など。
●メモリーケアクリニック湘南　http://www.memorycare.jp

［参考資料］

『改訂・老年精神医学講座；総論』
編集　公益社団法人　日本老年精神医学会
発行所　株式会社ワールドプランニング

『実践・認知症診療　認知症の人と家族・介護者を支える説明』第１巻
編　繁田雅弘　発行所　医薬ジャーナル社

『認知症疾患診療ガイドライン 2017』
監修 日本神経学会　編集「認知症疾患診療ガイドライン」作成委員会　発行所 医学書院

『認知症になっても人生は終わらない　認知症の私が、認知症のあなたに贈ることば』
著 認知症の私たち　協力 NHK 取材班　発行所 株式会社 harunosora

心のお医者さんに聞いてみよう
認知症《にんちしょう》の人《ひと》を理解《りかい》したいと思《おも》ったとき読《よ》む本《ほん》
正しい知識とやさしい寄り添い方

2018年４月30日　初版発行
2022年４月15日　13刷発行

監修者········内門大丈《うちかどひろたけ》
発行者········塚田太郎
発行所········株式会社大和出版
東京都文京区音羽1-26-11　〒112-0013
電話　営業部03-5978-8121 ／編集部03-5978-8131
http://www.daiwashuppan.com
印刷所····信毎書籍印刷株式会社
製本所····株式会社積信堂

ISBN978-4-8047-6297-5